痛风降尿酸，
止疼痛，
防复发

刘良运

———

编著

河南科学技术出版社
· 郑州 ·

内容提要

痛风是体内嘌呤代谢紊乱导致的晶体性、代谢性、风湿免疫相关性疾病，也是一种生活方式病。本书的编者刘良运医生从痛风管住嘴、迈开腿、多喝水、减减肥、止疼痛、降尿酸、避误区等多角度来进行健康科普，旨在让痛风患者形成良好的生活习惯，获得科学用药和规范诊疗的知识。本书通过对痛风疾病的全方位介绍、对痛风疾病日常管理与科学治疗知识的多角度阐述，期望能让痛风患者厘清认识，做好有效管理，走出疾病误区，突破疾病盲区，从而能有效预防和控制疾病的发生与发展。

图书在版编目 (CIP) 数据

痛风降尿酸，止疼痛，防复发 / 刘良运编著 . — 郑州：河南科学技术出版社，2023.7
ISBN 978-7-5725-1225-4

Ⅰ . ①痛… Ⅱ . ①刘… Ⅲ . ①痛风—防治 Ⅳ . ① R589.7

中国国家版本馆 CIP 数据核字 (2023) 第 100141 号

出版发行：河南科学技术出版社
　　　　　地址：郑州市郑东新区祥盛街 27 号　邮编：450016
　　　　　电话：（0371）65788613　65788629
　　　　　网址：www.hnstp.cn
责任编辑：邓　为
责任校对：臧明慧
封面设计：李小健
责任印制：朱　飞
印　　刷：河南省环发印务有限公司
经　　销：全国新华书店
开　　本：720mm×1020mm　1/16　印张：16.5　字数：247 千字
版　　次：2023 年 7 月第 1 版　2023 年 7 月第 1 次印刷
定　　价：48.00 元

如发现印、装质量问题，影响阅读，请与出版社联系并调换。

序

至今还有人认为，高尿酸血症及痛风是老年男性的"专属疾病"或是富贵病。但近年来，随着人们的饮食结构和生活方式的悄然改变，这类疾病已然成为普通人的常见病。有资料显示，我国总体高尿酸血症患病率高达 13.3%。已经超过糖尿病的患病率。

迄今还有人误认为高尿酸血症就是痛风。尽管高尿酸与高血压、高血糖和高血脂等代谢综合征密切关联，但在出现关节的红肿热痛前，高尿酸血症并不等同于痛风，我们还是要分别处理。

痛风是体内嘌呤代谢紊乱导致的晶体性、代谢性、炎症性、破坏性疾病。它不仅表现为关节炎的反复发作，导致关节破坏和痛风石形成，还常常与肾脏疾病有关，尤其与肾结石、尿酸性肾病、肾衰竭，甚至尿毒症息息相关，同时也是心脑血管病的危险因素。

本书指出，痛风是病因明确、病理相对清楚、治疗方案看似不复杂的疾病；需要提醒大家的是，由于痛风经常合并有其他疾病，所以当痛风与其他疾病"狼狈为奸"时，用药、饮食、关节护理、内脏调理与疾病监测需要根据病情做相应调整，部分患者甚至可发展为难治性痛风。需要强调一点，从预防疾病和治疗疾病本身而言，痛风治疗的基础与关键还是将尿酸持续控制达标，并终生关注血尿酸水平。

痛风，如果能做到早期诊断和规范治疗，某种意义上讲，是可以治愈的疾病。可惜的是，目前临床上遇到很多痛风已经是慢性痛风，甚至是难治性痛风，错过了最佳的治疗时机。所以特别强调早期规范的诊治，以争取早日获得临床治愈。

高尿酸血症和痛风本身是一种生活方式病。基于此，本书的编者刘良运医生从痛风管住嘴、迈开腿、多喝水、减减肥、止疼痛、降尿酸、避误区等多种角度来进行疾病的健康科普，旨在让痛风患者形成良好的生活习惯，获得科学用药和规范诊疗的知识。不要小看这些知识，因为在疾病的治疗中，三分靠医生的对症诊疗，七分靠患者的自我管理。

很多痛风患者常常对高尿酸血症和痛风诊治的认知存在许多盲区和误区，往往会忽略掉这些潜在影响和危害。在痛风患者中，对疾病的知晓率和控制率都很低。相当部分患者未进行规范的诊疗，部分患者仅在关节疼痛时吃药，不痛时却不管不顾；还有部分患者当尿酸降下来后就停药；甚至部分患者对饮食控制、运动管理、体重管理等知之甚少或存在误区。

本书通过对痛风疾病的全方位介绍、对痛风疾病日常管理与科学治疗知识的多角度阐述，期望能让痛风患者厘清认识，做好有效管理，走出疾病误区，突破疾病盲区，从而能有效预防和控制疾病的发生与发展。

高尿酸血症和痛风的有效控制，很大一部分取决于痛风患者对这一疾病的认知、态度和作为。而本书的编者，正是结合自己的临床经验，有的放矢地教大家预防、治疗这个疾病，让大家少走弯路甚至不走弯路。

这是一本值得推荐给患者好好研读的书，希望广大病友能从中获益！

黄火高

中国医师协会内科专业培训指导委员会委员

中西医结合学会风湿病专业委员会委员

中国老年保健医学研究会委员

中国非公立医疗机构协会非公立医疗机构信用与能力评价专家库专家

原北京 301 医院第六医学中心、现北京大学国际医院主任医师

2022 年 10 月 17 日

目录

第五章 痛风如何降尿酸 // 115

第一章

认识痛风

>>>

第一节 为什么尿酸会高？

我们每个人体内都有尿酸，这些尿酸不断生成，又不断排泄。体内的尿酸在正常情况下会维持一定的浓度。

正常人体内的血尿酸水平处于动态平衡的状态，在正常情况下，人体内的尿酸总量（尿酸池）平均在 1 200 毫克左右，其中 60% 参与到我们每日的代谢。

无论男女，正常嘌呤[1]饮食状态下，非同日 2 次空腹血尿酸水平如果高于 420 μmol/L 就被称为高尿酸血症。在 37℃、pH 值为 7.4 时，血浆尿酸盐的溶解度为 381 μmol/L，超过这个数值就容易形成结晶物而沉积在关节、软骨、血管、肾脏等组织和器官，就会导致痛风、尿酸性肾病、肾结石等情况出现。

尿酸的产生和排泄出问题，会导致尿酸高

说尿酸，先要说嘌呤。人体内约有 37.2 兆个细胞，这些细胞每时每刻都在进行新陈代谢，新生的细胞替代衰老的细胞，而陈旧老化的细胞就被身体"淘汰"，也就是氧化分解。在细胞被氧化分解的时候，细胞中的嘌呤核苷酸经过氧化分解，形成嘌呤，最终分解形成尿酸。

嘌呤在人体内主要是以嘌呤核苷酸的形式存在，它在人体中起着组成核酸、储存、传递遗传信息和提供能量的作用。人体的嘌呤 80% 由机体自身合成，20% 来自饮食中摄取，即以内源性为主，外源性为辅。

◇ **外源性尿酸：**

由食物中的嘌呤等分解而成。大量进食嘌呤含量高的食物，如动物内脏、海鲜、浓肉汤等，都会让血尿酸浓度升高；此外，饮酒、饮用高果糖饮料等，也是导致血尿酸升高的原因。

◇ **内源性尿酸：**

人体代谢过程中由嘌呤在肝脏中被分解自行产生的尿酸；除了正常细胞衰老

---

[1] 嘌呤是一种杂环芳香有机化合物，是新陈代谢过程中的一种代谢物。

分解产生外，如恶性肿瘤患者，在放疗和化疗过程中，肿瘤细胞的大量破坏分解，也会导致内源性尿酸水平的急剧上升。

也就是说，如果因为外源性嘌呤摄入过多或内源性嘌呤合成过多，就会出现血尿酸升高——这也是痛风和高尿酸血症为什么被称为和高血压、高血脂、高血糖并列的代谢性疾病的原因之一。

尿酸在人体内生成后，正常情况下每天产生的尿酸为 700 毫克左右，基本上都会被排泄，其中约 500 毫克（2/3）是通过肾脏排泄，200 毫克（1/3）是经过肠道细菌分解或是少量通过皮肤汗腺等排出。出现尿酸排泄不畅导致的血尿酸升高，主要还是因为肾脏的排泄出现问题。

人体内的尿酸经过肾脏排出的过程和"净水器"的原理类似，经过"过滤网"过滤的尿酸，会被肾脏重新吸收进入血液，如此还需要过滤、分泌、吸收、重吸收等过程。如果肾脏尤其是肾小管的重吸收又排出的功能发生障碍，那么尿酸的排出就会减少，导致尿酸在血液中的浓度过高。

遗传因素和环境因素，导致尿酸升高

高尿酸血症属于多基因遗传性疾病，60% 与遗传因素有关，40% 与环境因素有关。高尿酸血症的遗传因素中，与尿酸合成及排泄有关的基因占主要；而痛风的遗传因素中，则还包括与炎症有关的基因，这些基因的共同作用导致巨噬细胞、中性粒细胞等参与天然免疫反应的细胞系统对尿酸盐晶体的反应性增强，从而导致急性痛风性关节炎。

接下来可以看看关于高尿酸血症相关的遗传因素以及内环境、外环境因素，是如何导致尿酸合成和排泄出现异常的。

◆ **导致尿酸高的遗传因素：**

高尿酸血症患者有 20% 左右会发展为痛风，原发性高尿酸血症及痛风患者中，有 30 多个与高尿酸血症密切相关的易感基因[2]，这些易感基因分别参与或影响尿酸合成有关的基因及参与或影响肾尿酸排泄，其作用包括导致嘌呤代谢异

---

[2] 如 SLG2A9、ABCG2、SLC17A1、SLC22A11、SLC22A12、SLC16A9、GCKP、LRRC16A、PDZK1 等。

常、细胞过度凋亡、合成酶异常、还原酶异常、影响肾小管分泌和肾小管重吸收等。

◈ **导致尿酸高的内环境因素：**

肥胖、胰岛素抵抗、高血压、脂代谢紊乱、高血糖、动脉粥样硬化、饮食、药物、运动等，都在不同程度上对尿酸的合成与排泄产生影响，尤其是胰岛素抵抗状态下，会导致尿酸的酸化和血液含量增高，出现尿酸排泄量减少。

◈ **导致尿酸高的外环境因素：**

海拔、温度、湿度、大气污染、土壤和水源污染，以及特殊职业如重金属行业等，这些因素可能通过不同的机制影响痛风的发作；而人际或家庭关系紧张或恶化、生活不规律、压力过大等会引起心理状态改变从而导致肝、肾等器官功能受到影响，出现尿酸、尿素氮、肌酐等代谢废物的排出率下降。高嘌呤饮食、暴饮暴食、过量饮酒、长期饮用果糖和含糖软饮料会导致尿酸生成过多。

◈ **导致尿酸高的性别因素：**

高尿酸血症男性发病率要高于女性，血尿酸浓度和雌二醇水平呈负相关，雌激素可以增加尿酸清除率，促进尿酸排泄，降低血尿酸水平，雌二醇还可以抑制白细胞对尿酸盐结晶的吞噬作用。如果体内雌激素发生变化，那么血尿酸水平也会变化，所以绝经期后女性高尿酸血症及痛风发病率升高。

◈ **导致尿酸高的年龄因素：**

血尿酸水平受年龄影响，这与人成长后的器官、代谢能力变化有关。随着年龄增长，明显的是肾脏功能会发生变化，尿酸清除率降低，尿酸排泄量减少，血尿酸增高，这也是青少年平均血尿酸水平较成年人要低的原因。正因为如此，曾经痛风及高尿酸血症被认为是"老年病"。

尿酸的代谢受到遗传因素和环境因素共同作用，尿酸的生成和排泄也与性别、年龄、生活习惯等因素密切相关。而高尿酸血症是痛风发作的基础，虽然不一定会导致痛风发作，但是高浓度的尿酸沉积在关节腔、软组织、软骨和肾脏中，长期下来还是会对人体造成影响。

第二节 尿酸高了会怎样?了解高尿酸血症的"朋友圈"

不少人尿酸高的时候觉得无所谓,在向医生咨询时,有些人会觉得医生危言耸听。而更多的人认为,高尿酸血症只和痛风有关,痛风性关节炎只是急性发作时才会出现症状,急性期过后也就无所谓。

但实际上,高尿酸血症的"朋友圈"又何止是痛风这样一个"好友"呢?咱们就来了解一下高尿酸血症的众多"好友"。

高尿酸血症的"好友"之一:痛风

毫无疑问,如果要在高尿酸血症的"朋友圈"中选"披荆斩棘的哥哥",痛风性关节炎必定名列其中。高尿酸血症是痛风发病的生化基础,但并不是出现高尿酸血症就一定会导致痛风发作。有些痛风患者血尿酸水平正常,也有一些长期高尿酸血症患者并不会出现痛风的症状。

但是已经确定的是,血尿酸水平越高,高尿酸血症持续时间越长,痛风性关节炎的发作也就越频繁。当血尿酸 $\geq 600\,\mu mol/L$ 时,痛风的发生率为 30.5%;血尿酸 $< 420\,\mu mol/L$ 时,痛风的发生率为 0.6%。血尿酸 $< 420\,\mu mol/L$ 时,痛风发作的平均年龄为 55 岁;血尿酸 $\geq 540\,\mu mol/L$ 时,痛风发作的平均年龄为 39 岁。

高尿酸血症的"好友"之二:高血压

高尿酸血症与高血压在发病上相互影响和相互作用,往往会形成恶性循环。血尿酸每增加 $60\,\mu mol/L$,高血压发生的风险就增加 15% ~ 23%。如果高血压对肾脏等造成了损伤,影响了尿酸的排泄,就会导致血尿酸水平升高。

高尿酸血症的"好友"之三：糖尿病

高尿酸血症和糖尿病也互为好友。随着血尿酸水平升高，2 型糖尿病的患病风险也会增加。国外甚至有研究发现，约有 25% 的 2 型糖尿病是由高尿酸所致。此外，血尿酸水平还与神经病变、视网膜病变、肾脏疾病、糖尿病足和血管病变等糖尿病并发症相关。

高尿酸血症的"好友"之四：高血脂

高尿酸血症及痛风患者多存在不同程度的脂质代谢紊乱。已经明确 80% 的高三酰甘油[3]血症患者有高尿酸血症，而 50% ~ 75% 的痛风患者有高三酰甘油血症。在肝脏中，脂肪酸合成三酰甘油与嘌呤的合成之间可能存在一定的联系，过多的脂肪酸在导致三酰甘油合成增加的同时也会导致嘌呤合成增加，血尿酸水平升高。

高尿酸血症的"好友"之五：冠心病

高尿酸血症的"朋友圈"中，冠心病也占了一席之地。血尿酸水平每升高 $60\mu mol/L$，冠心病的病死率女性增加 30%，男性增加 17%；而通过降尿酸治疗则可以让心血管疾病减少 13% ~ 29%。需要注意的是，血尿酸并非百无是处，尿酸有抗氧化功能，对心血管疾病还有好处。血尿酸水平偏低可能会削弱其对身体的抗氧化保护作用；而血尿酸水平过高会加重氧化应激反应，损伤内皮功能，加速动脉粥样硬化的进展。当尿酸超过 $240\mu mol/L$ 时，尿酸就会从抗氧化作用转向促氧化作用；尿酸低于 $120\mu mol/L$ 时，就会出现低尿酸血症。

---

[3] 三酰甘油是规范学术名词，就是我们平时所说的甘油三酯。

高尿酸血症的"好友"之六：中风

中风也是高尿酸血症的"好友"？是的，不要怀疑，因为高尿酸血症是中风的独立危险因素。已有大量研究证实，高尿酸血症可以促进脑梗死的发生，增加脑梗死的死亡率和复发率。

高尿酸血症的"好友"之七：肾脏损害

肾脏损害和高尿酸血症的"亲密关系"有不少人多多少少知道一些，但是真正重视的人不多。其实二者关系十分密切，高尿酸血症不仅可以导致急性尿酸性肾病和慢性尿酸性肾病，还可能导致慢性肾功能损伤。

如果血尿酸 > 392μmol/L，发生慢性肾衰竭的风险男性增加 94%，女性增加 42%；而且，血尿酸每升高 60μmol/L，患肾脏病的风险就会增加 7%~11%。反过来，合理规范的降尿酸治疗对于无症状高尿酸血症的肾功能有保护作用；如果肾功能受损，血尿酸排泄则会随之减少，血尿酸水平就会更高。

高尿酸血症的"好友"之八：肾结石

结石也是高尿酸血症的"好友"吗？当然不是所有的肾结石都和高尿酸血症有关，有一种肾结石被称为尿酸性肾结石，尿酸性肾结石和其他原因导致的肾结石一样，常常会表现为腰痛、血尿等，如果结石堵塞了输尿管，还会导致发热、少尿、无尿、肾积水、血肌酐升高等。

高尿酸血症的"好友"之九：甲状腺功能紊乱

高尿酸血症与甲状腺功能不全有关。相较于甲状腺功能正常者，甲状腺功能减退症（甲减）及甲状腺功能亢进症（甲亢）患者均可能存在高尿酸血症。这其中主要的原因是甲状腺激素通过调节肾小球滤过率来影响血尿酸代谢。

高尿酸血症的"好友"之十：睡眠呼吸障碍

阻塞性睡眠呼吸暂停通常被认为与代谢综合征和高尿酸血症有关。低氧可以促进核苷酸[4]的转换，由此产生更多可以代谢为尿酸的嘌呤。打鼾的高尿酸血症患者由于在睡眠中反复出现呼吸暂停，严重时会造成机体血氧浓度降低。为了应对组织缺氧，机体核苷酸代谢增加，以至于体内产生大量内源性嘌呤，进而导致嘌呤代谢产物尿酸的升高。

高尿酸血症的"好友"之十一：肺血栓栓塞

肺血栓栓塞症（PTE）的病因是由于阻塞、狭窄形成肺动脉血栓，最终导致缺氧、肺动脉高压和右心衰竭。血尿酸水平是肺血栓栓塞症短期死亡率的独立预测因子，血尿酸水平也是预测急性肺血栓栓塞患者预后的潜在生物标志物。

高尿酸血症的"好友"之十二：肺动脉高压

肺动脉高压（PH）严重程度与血尿酸水平有明显相关性。高尿酸血症患者心脏指数、血氧饱和度要低于正常人，出现肺动脉高压后，可以发现肺动脉高压患者尿酸与体循环阻力、肺血管阻力、右心房平均压成正相关。尿酸水平越高，肺动脉高压的程度越严重。

现在，您明白了高尿酸血症的"朋友圈"吗？当您发现血尿酸升高后，千万不能掉以轻心，因为尿酸高与多种疾病关联，千万别让它发"朋友圈"，否则大家点赞后就有可能让其他疾病"乘虚而入"。

---

[4] 核苷酸是核酸的基本结构单位，人体内的核苷酸主要由机体细胞自身合成。

第三节 尿酸高不等于痛风，究竟怎样才能 知道自己患上了痛风？

当出现高尿酸血症后，代表我们身体内的尿酸产生和排泄失衡，过量的尿酸在体内存留。尿酸是什么？是一种弱有机酸，当尿酸浓度超过 420μmol/L，尿酸钠水合物就会超过血清表观溶解度的极限，则会出现尿酸盐晶体析出。

是不是尿酸盐晶体析出后就会出现痛风呢？也并非如此。尿酸盐结晶形成尽管是高尿酸血症发展到痛风的关键步骤，但许多高尿酸血症患者，终生都不会有急性关节炎发作；也有少数急性痛风患者，血尿酸浓度会低于 420μmol/L。

也就是说，患上高尿酸血症后，还需要一定的诱发因素才有可能痛风，而这些诱因会导致在关节软骨、滑膜及周围组织沉积的尿酸盐晶体，刺激身体的免疫细胞释放多种炎症因子，介导严重的炎症反应。

当关节出现红、肿、热、痛后，在检查时就会出现中性粒细胞的增加、发生关节滑膜血管扩张、通透性升高、白细胞增多和渗出等病理反应。

也有患者，却连自己所患疾病是不是痛风都不知道。虽然痛风起病是以第一跖趾关节和趾间关节疼痛剧烈难忍、肿胀和局部发红发热为主，但并非脚痛就非要确认为痛风，也并非脚不痛就不是痛风。

脚痛很可能是痛风，脚不痛也有可能是痛风

大概因为痛风常常是脚的大踇趾疼痛剧烈的原因，不少朋友就想当然地认为脚疼就是痛风。其实并非如此，引起足部疼痛的常见原因还真有不少，除了痛风，还有足底筋膜炎等。

◈ **痛风引起的脚痛：**

常常是因为尿酸长期高于 420μmol/L，特别是过量进食、过量饮酒、过量摄取嘌呤和蛋白质、持续工作、持续熬夜、人际关系出现问题、进行激烈运动、运动导致出汗又未能及时补水、穿比较紧的鞋走路等，诱发脚的第一跖趾（大踇趾）

关节红、肿、热、痛，发病通常是在没有任何先兆的夜晚或凌晨。患者因关节剧痛而惊醒，在 24 ~ 48 小时内疼痛就会达到高峰。一般有 60% ~ 70% 的患者首发于脚的大蹈趾关节。

◈ **足底筋膜炎引起的脚痛：**

足底筋膜炎常常是因为长时间走路或者跑步，导致足底肌肉长期处于持续承受较大压力的紧张状态；或者是因为短时间内下肢关节的剧烈运动等，对足底筋膜造成损伤，出现足底的筋膜和肌肉劳损，从而引起的无菌性炎症。一般是长时间步行或者早晨起床后，足底会出现疼痛与不适，压痛点常在足底近足跟处，有时压痛较剧烈且持续存在，主要发生在靠近足跟的部位。

◈ **跟腱炎引起的脚痛：**

常常是在运动过程中，由于小腿腓肠肌和跟腱长期承受反复过度牵拉导致；另外，突然增加锻炼强度或频率也常引起跟腱炎。跟腱炎一般是跟腱急慢性劳损后形成的无菌性炎症。通常跟腱炎表现在足跟部上方或内部的酸痛、疼痛、压痛，而且出现活动后加剧的情况。跟腱炎通常是在清晨或者是剧烈运动后的休息期间发作，可以发生在跟腱部位的任何一个区域。

◈ **蹈外翻引起的脚痛：**

指脚蹈趾底部凸出的骨头和组织出现的疼痛，也称为蹈囊炎或"大脚骨"，一般女性居多。蹈外翻常常是蹈趾向外偏斜移位超过正常生理角度的一种足部畸形，是具有遗传倾向的一种软组织失衡，同时伴有骨结构畸形的疾病；蹈外翻也和长期穿窄头高跟鞋或扁平足等足部疾病有一定的关系，除了大脚趾内侧疼痛和红肿之外，还有前足畸形等情况发生。

◈ **跟骨滑囊炎引起的脚痛：**

跟骨滑囊炎是损伤引起，部分是直接暴力损伤，有些是关节屈伸外展、外旋等动作过度，经反复、持续的摩擦和压迫，使滑囊劳损产生的炎症。早期在足跟后上方只可见一个小的轻度变硬有压痛的红斑，当发炎的滑囊增大时，在跟腱上就会出现一个疼痛的红色肿块，红肿热痛症状明显。根据患者所穿鞋型，有时肿胀扩展到跟腱的两侧。

◈ **趾骨痛引起的脚痛：**

常表现为前脚掌疼痛，同时前脚掌中间位置会出现很厚的脚垫。可能与足部的不正常结构和不正常的跖趾活动有关。常见因素包括穿着不适的鞋子，如足跟太高的鞋、前足窄的鞋，反复长时间慢跑或跳舞，前足压力过大，活动幅度过大，以及年龄大，足底脂肪垫变薄或退化等。

除了以上常见的脚痛外，还包括老茧造成的脚底疼痛、足底疣造成的足底痛、脚跟骨刺造成的脚跟痛、槌状趾或嵌甲造成的脚趾疼痛、骨关节炎造成的大趾关节疼痛等造成的足痛等，这些都需要和痛风相区分。

痛风除了脚痛，还可能有其他部位疼痛

从前面我们可以看到，急性痛风性关节炎虽然大多发生在下肢关节，其中又以第一跖趾关节最为常见，但是全身其他各个关节均可受累。因此，脚痛并不一定就是痛风；痛风也不一定就只会发生在脚部。

在持续高尿酸值的状态后，尿酸盐结晶可能沉积在身体的每一个关节，只是痛风容易在脚的跗趾关节发作而已，原因在于：脚趾处于肢体末端，血液循环相对较差，脚部温度相对较低；我们每天都要走路运动，容易导致脚部负担较大的压力，包括支撑体重、保持身体平衡等；此外脚部容易沉积尿酸盐结晶，而且体液酸碱值容易偏低，乳酸等代谢产物容易堆积。故而痛风的发作不只会发生在脚部，只是以第一跖趾关节常见而已。

◈ **初次发作痛风常常出现在下肢关节：**

初次痛风急性发作，脚的大跗趾疼痛、红肿、发热是相对较为常见的单关节炎症，但其实足背、足侧、足跟、膝关节、踝关节也是常见的受累关节；在反复发作过程中，小腿关节、膝关节和第一跖趾关节是三个常见受累关节；根据发作的频率，其他容易受累的关节依次是足、踝、足跟、腕和肘关节。

◈ **罕见的关节受累情况：**

虽然痛风常见于下肢关节，全身所有关节都可能受累，但是常常受累的关节还是四肢关节。女性痛风患者首发症状可以表现为超过 2 个以上的关节受累，多位于手关节，所以容易和类风湿关节炎相混淆。也有痛风偶尔会累及颞下颌关节，病变通常局限在关节部位并引起疼痛和张口困难；痛风还可以累及喉部，典型的症状表现是声嘶、吞咽痛、喘鸣或喉部肿块，有痛风病史的患者尤其要注意；痛风还可以累及肩锁关节甚至脊柱关节，如果脊柱关节出现剧烈疼痛和神经压迫症状，也需要与强直性脊柱炎相区分。

◈ **慢性痛风性关节炎常常累及多关节：**

慢性痛风性关节炎的典型临床表现是痛风石和痛风肾，一般会反复发作及受累关节逐渐增多，严重者可以累及肩、髋、脊柱、骶髂、胸锁、颞下颌等关节及肋软骨，患者可以有肩背痛、胸痛、肋间神经痛、坐骨神经痛等表现，少数可以发生腕管综合征。

痛风也不一定会痛，确诊痛风需要检查

其实有些痛风患者，在早期急性痛风发作时，疼痛的症状不够典型，比如仅仅表现为关节刺痛或关节麻木、异物感、僵硬感等关节不适的感觉。因为这些症状不够典型，很多人也没有当回事，直到发展到关节畸形或出现典型的痛风影像学改变时才得以明确诊断。

如果出现了关节不适感或者身体关节出现疼痛，建议及早到医院做检查；即使不是痛风，对于风湿免疫性疾病、关节炎或骨科疾病来说，早发现、早诊断、早治疗才能达到较好的预后。

如果怀疑自己是痛风，即使是典型症状，也需要在医院进行相关的检查，以此进行确诊。主要的鉴别诊断与检查内容包括：

◈ **常见临床症状诊断：**

如果符合下述标准的 5 条或以上即可诊断为痛风：①急性关节炎发作 > 1 次；

②炎症反应在 24 小时内到达高峰，14 天以内症状缓解；③单关节炎发作；④肉眼可见炎症发作关节发红；⑤第一跖趾关节疼痛或肿胀；⑥单侧第一跖趾关节受累；⑦单侧跗骨关节受累；⑧可疑痛风石；⑨高尿酸血症；⑩不对称关节肿胀。

◇ **血尿酸检查：**

血尿酸水平升高是痛风患者主要的临床生化特点，但是不能作为判断是否痛风的唯一标准。尤其是急性期痛风患者，临床有不少会出现血尿酸水平处于 420μmol/L 以下的情况；血尿酸水平与痛风临床表现的严重程度并不一定完全平行。所以理想情况下，需要在患者未接受降尿酸治疗和症状发作 2～4 周后再进行进一步测定。

◇ **血常规检查：**

关节炎发作期间可以有外周血白细胞增多、血沉加快，C 反应蛋白增高；急性尿酸性肾病影响肾小球滤过功能时，可以出现血尿素氮和肌酐升高。

◇ **关节滑液检查：**

急性痛风性关节炎患者的关节滑液增多，抽取滑液可见外观多为白色不透明的液体，在偏振光显微镜下可于白细胞内见到双折光的针状尿酸盐晶体。

◇ **肌骨超声检查：**

肌骨超声检查可以识别关节滑膜炎及积液、肌腱炎和腱鞘炎、滑囊炎、皮肤及皮下组织改变等，可以显示软组织、软骨、关节及尿酸盐沉积物。

◇ **DR 检测[5]：**

可以发现痛风患者的手或足至少有一处骨侵蚀，一般在疼痛或受累关节周围软组织偏侧性或弥漫性局限性膨大，有时可以见到密度增高、皮肤或皮下脂肪明显有分界及肌间脂肪线模糊、皮下和肌间脂肪密度增高，软组织肿胀多为唯一的 X 线表现，而且早期为可逆性。

---

[5]DR 检测是影像科常用的一种检查方法，它又称为数字化 X 射线摄影系统，是放射线科现在比较好的一种检查方式，相对于传统的拍片子检查，它对人体的辐射量更小，检查的时间更短，片子的质量也更高。

　　通过这些相关的检查，不仅能鉴别其他疼痛性疾病与痛风，而且能鉴别痛风与类风湿关节炎、化脓性关节炎、蜂窝组织炎、假性痛风等。根据我的临床经验，为防止漏诊，一般来说还有几点需要注意：

　　不能以血尿酸正常而轻易排除痛风的诊断；使用非甾体抗炎药或扶他林软膏、激素药物可以让痛风缓解，也可以让其他关节炎缓解，也不能作为痛风的诊断标准；肾结石反复发作有时候也是痛风的首发症状，在血尿酸检查时可以做尿尿酸检查及肾脏彩超，以进行确诊；单一的关节 X 线下缺损性改变，也可能在其他关节炎上表现，不能作为痛风的诊断标准。

第四节 痛风不是无缘无故出现，急性痛风发作有诱因

痛风的发病基础是高尿酸血症，血尿酸越高，痛风发病概率越大，发作也会越频繁，发病年龄也会越小，对身体的危害越严重。

但是并不是所有的高尿酸血症患者都会成为痛风患者。有些人就会问了："这是为什么呢？为什么只有少部分人才会患上痛风呢？"原因很简单，因为这部分人存在诱发痛风发作的因素。难不难理解呢？不难，这就像燃放烟花需要引线一样，诱因就是导致痛风发作的"引线"。那么，痛风发作的诱因究竟有哪些呢？

痛风诱因之一：饮酒

研究显示，喝酒可以导致身体内尿酸水平升高，从而诱发痛风发作。有不少患者急性痛风发作前皆有大量饮酒史。

无论白酒还是黄酒，也无论啤酒还是洋酒，甚至包括红酒在内，都可能导致血尿酸突然升高从而导致急性痛风性关节炎，以啤酒、黄酒和高度白酒诱发痛风发作的风险尤为高。

酒能诱发痛风发作的原因，主要是：乙醇代谢可以让血乳酸浓度升高，而乳酸会抑制肾脏对尿酸的排泄，从而导致血尿酸浓度升高；乙醇本身可以促进嘌呤代谢加速，从而导致血尿酸浓度快速升高；酒尤其是啤酒和黄酒本身含有嘌呤。

此外，日常生活中我们饮酒总会伴随着"下酒菜"，而下酒菜常常是嘌呤含量大于 150 毫克 /100g 的高嘌呤食物。

痛风诱因之二：饮食

饮食结构不健康、不科学，经常暴饮暴食、一日三餐不定时定量，是高尿酸血症和痛风年轻化的主要因素之一。

这里的"食"，一方面是说进食高嘌呤食物或者大量进食中高嘌呤食物。高嘌呤食物主要是肝、肾、胰、肺、肠等动物内脏和动物脑部，甲壳类海鲜、浓肉汤等；中高嘌呤食物主要是牛肉、羊肉、猪肉、鸡肉、鸭肉、鹅肉以及鱼肉、虾、蟹等。另一方面，食物的烹饪方式也会影响到嘌呤的摄入量，有时候甚至比食物本身的影响要大，比如前面说过的浓肉汤，以及火锅、烧烤中的肉类，其嘌呤含量就远远大于一般肉食本身的嘌呤含量。

"食"还包括较高的含糖软饮料和含糖食物等。果糖摄入过多，这在年轻痛风患者中多见。果糖升高血尿酸的机制主要包括：果糖可以转化为合成嘌呤的代谢物；果糖可导致尿酸生成的底物增加；果糖也可以引起机体对胰岛素抵抗。

痛风诱因之三：肥胖

肥胖者合并高尿酸血症的比例，比体型正常者要高不少，并且高血压、高血脂、糖尿病以及肾损害发生的风险明显升高。高尿酸血症及痛风喜欢"欺负"肥胖者，这是因为"肥胖"在增加尿酸合成的同时，还会减少尿酸的排泄量。

随着体重的增加，体内脂肪会成比例增多，过多的脂肪可以增加核酸的新陈代谢，也会增加嘌呤的代谢量，嘌呤代谢的产物就是尿酸，从而导致尿酸合成增加。内脏脂肪如果增多，就会产生大量的游离脂肪酸，过多的游离脂肪酸会影响尿酸合成酶类的活性，促进尿酸的合成；过多的游离脂肪酸也会导致促进尿酸合成的酶类功能亢进，加重肝脏代谢负担，导致尿酸合成增加。

体内过多的脂肪还具有抑制尿酸排出的作用。长期肥胖会导致肾脏血流量减少，肾脏功能减弱后可以直接影响尿酸的排泄；肥胖者存在胰岛素抵抗与体液酸化，这些也会在一定程度上影响尿酸的排泄。

痛风诱因之四：着凉

夏天有不少高尿酸血症患者容易出现急性痛风发作，其中原因不仅包括饮食，而且与晚上吹空调有关。着凉是痛风发作的常见诱因之一。关节着凉，如在冬天或者是夏天的空调房里没有做好保暖，很容易导致血液中的尿酸沉积在关节并析出，形成尿酸盐结晶而诱发痛风。

痛风发病过程中，血尿酸居高不下是第一步，而第二步就是尿酸盐结晶在关节、软骨、关节腔等内外组织中析出并沉积。尿酸钠盐结晶析出与否和尿酸的溶解度有关，而尿酸的溶解度与 pH 值和温度有关。

研究表明，温度在 37℃时，尿酸盐的溶解度是 381μmol/L；在 30℃时，尿酸盐的溶解度就只有 268μmol/L。我们身体的各个部位其实温度不尽相同，如果外界温度在 20℃，体温依然能保持在 37℃，但是四肢关节可能就只有 27℃。这也是尿酸盐结晶容易沉积、痛风容易发作在四肢关节的原因，同时也是痛风为什么容易发生在春夏和秋冬交替时的原因，还是痛风为什么容易在温度低的夜间发生的原因。

痛风诱因之五：劳累

有些痛风患者连续加班数日后，急性痛风性关节炎发作；有些痛风患者在爬山、长途步行、跑马拉松后，痛风发作；有些人搬完家后痛风发作。这是什么原因呢？看上去这些痛风患者发作都是"莫名其妙"，彼此之间并没有共性，但其实都有一个共同特点，那就是劳累。

作息不规律、压力过大、应酬过多、运动过度等，都能成为诱发痛风的主要因素。加班熬夜、过度劳累使身体能量大量消耗，代谢废物大量堆积，从而导致尿酸堆积在体内，出现尿酸过高的情况。此外，过度劳累可以让身体自主神经调节紊乱，容易导致血管收缩，包括肾血管收缩，从而引起尿酸排泄减少，诱发痛风发作。

而长途步行、鞋不合脚等，可能导致关节内出现不易被察觉的肿胀，一旦关节开始休息，关节滑液中的游离水分很快流失，使关节滑液内尿酸盐水平突然升高，从而导致沉积的尿酸盐结晶剥落进而诱发痛风发作。

痛风诱因之六：情绪

易怒、情绪容易激动、容易大喜大悲的人，一般心理压力较大，而压力大也会诱发痛风发作，这被不少人忽视。有数项关于痛风发作诱因的调查显示，精神压力过大占比不小。

为什么会"愁"出痛风呢？对于精神过度紧张引起痛风发作的原因，目前并没有完整的研究机制。但是，当一个人处于过度紧张、悲伤、沮丧、恐惧等情绪状态下，身体的代谢会出现紊乱，会导致尿酸代谢异常，使内源性尿酸急剧升高，导致痛风发作。

精神过度紧张的人，饮食也会偏于重口味，进而导致尿酸增加。容易发愁的人，常会感觉到疲劳，作息不规律，经常会出现失眠。如果这时候"借酒浇愁"，反倒是"愁更愁"，因为机体能量消耗殆尽、代谢产物堆积，加上饮酒会让尿酸反而更高。

痛风诱因之七：受伤

有部分痛风患者初次发作急性痛风性关节炎，其位置常常不是在第一跖趾关节，而是受伤或曾经受伤的关节，比如踝关节、膝关节、肘关节、腕关节和指骨间关节等，这是什么原因呢？

受伤的关节比其他关节容易发生或者更早发生痛风，其机制有两点。一是受伤的关节结构发生了变化，尿酸更容易在这样的关节上沉积下来。相关研究显示，不少患者可能在血尿酸水平 540 μmol/L 以上时才出现痛风性关节炎；但一旦出现了关节受伤的情况，那么血尿酸水平在 480 μmol/L 以上可能就会发作急性痛风。二是关节受伤后，关节液中的白细胞数量增多，并且可以在尿酸的刺激下产生炎性细胞因子，引起炎症反应，进而诱发痛风。在关节受伤后，如果患者做按摩、洗脚、蒸桑拿，那么就有可能导致关节局部的尿酸盐快速析出而诱发痛风。

痛风诱因之八：疾病

在高尿酸血症患者中，约有 5% 是由于其他疾病和服用药物等导致的尿酸值升高，这种类型的高尿酸血症称为继发性高尿酸血症。凡是能导致人体细胞被大量破坏的疾病，如白血病、骨髓瘤、红细胞增多症等，都可能会引起尿酸突然升高，从而诱发痛风急性发作。继发性高尿酸血症也大致分为尿酸生成过多型、尿酸排泄减少型和混合型。

尿酸生成过多型主要包括白血病、恶性淋巴瘤、骨髓瘤、乳腺癌、肺癌等恶性肿瘤，溶血性贫血、银屑病关节炎、红细胞增多症、甲状腺功能减退症、莱施 - 奈恩综合征等引起的尿酸值升高。尿酸排泄减少型主要包括慢性肾功能不全、严重脱水、大量失血、急性肾小管坏死、唐氏综合征等引起的尿酸值升高。混合型则主要是 2 型糖尿病、妊娠高血压综合征引起的尿酸值升高。

在治疗这些疾病时，有时候也会导致血尿酸升高。如当白血病等癌症患者在接受化疗、放疗、糖皮质激素治疗时，其血尿酸浓度也会迅速增高。所以常常在治疗时，为避免尿酸增高，患者会补充充分的液体，保持一定的尿量以及适当应用降尿酸药物。

痛风诱因之九：药物

不少药物会促进尿酸的合成或干扰尿酸从肾脏排泄，从而引起血尿酸突然升高。哪些药物会造成这样的结果呢？一般来说，主要包括利尿剂、小剂量阿司匹林、免疫抑制剂、抗结核药、化疗药以及部分降糖药、降脂药或降压药。

使得尿酸排泄能力减低的代表药物是利尿药，其中呋塞米被当作治疗高血压、心力衰竭、肾衰竭的治疗药物，长期服用后会导致尿酸值升高；此外，三氯甲基噻嗪等噻嗪类利尿药也会导致尿酸排泄能力降低。

需要强调的是，降尿酸药物本身在剂量过大、降尿酸作用过强时也会诱发痛风发作，这被称为"溶晶痛"。这种情况一般发生在初次降尿酸治疗的痛风患者、慢性痛风性关节炎患者身上，在初始采用药物降尿酸时，很容易导致血尿酸浓度快速降低，关节尿酸盐结晶溶解脱落，从而被释放的针状尿酸盐结晶刺激关节导致出现红肿热痛的情况。

痛风诱因之十：细菌感染

严重的细菌感染可能引起白细胞计数升高、组织细胞被大量破坏、代谢性酸中毒等，从而导致尿酸排泄障碍和尿酸产生过多，让血尿酸水平快速升高。

这种由细菌感染导致的急性痛风性关节炎并不多见，但是临床上常常需要和化脓性关节炎、感染性关节炎相区分。如果是急性痛风性关节炎发作，采用抗生素治疗无法消炎止痛，因为痛风属于无菌性关节炎。

第五节 痛风就会有痛风石？哪些人容易长痛风石？

什么是痛风石？痛风石是由于血尿酸浓度超过溶解度，导致尿酸以尿酸单钠结晶形态沉积在软骨、关节腔、肌腱等软组织中形成的。痛风石是形状不规则的黄白色赘生物，位置常常在皮下，表面覆盖的皮肤较薄，一般压痛感不明显，但是急性发作时也会出现疼痛。

典型的痛风石常常长在急性痛风性关节炎容易发作的部位，急性痛风性关节炎容易发作的部位包括大脚趾、足背、踝、足跟、膝、腕、手指和肘关节，耳郭和鼻尖虽然不容易发作痛风但也容易长痛风石。一般来说关节远端、容易受凉的部位容易出现痛风石。常出现在受累关节、软骨、滑囊、肌腱、韧带、软组织等，表现为持续关节肿痛、压痛、畸形和功能障碍，其可造成关节骨质的破坏、关节周围组织纤维化、继发退行性病变等。

痛风石容易发生在身体的什么部位？

痛风石一般隆起于皮下，外观像芝麻到鸡蛋大的黄白色赘生物，皮肤表面菲薄，一不留神就容易破溃；痛风石破溃后可以排出白色粉末状或糊状物，经久不愈，但是较少继发感染。有痛风患者害怕长出痛风石，其理由是长出痛风石后会持续疼痛。其实痛风石本身不一定会引起疼痛，痛风石对于痛风患者的影响主要是导致关节变形或遭受严重破坏，影响活动能力和外观。

痛风石容易长在哪些部位呢？除了肝、脾、肺以及中枢神经系统外，几乎所有的组织都可形成痛风石，常见于肾脏和关节部位。

一般来说，痛风石经常出现的地方是关节内及其附近，比如耳郭、第一跖趾关节、第二至第五跖趾关节、踝关节、前臂伸面、指关节、腕关节、肘关节及膝关节等；而有些患者在鼻软骨、舌部、声带、心肌等会出现；泛发型的痛风石患者，在肩部、胸部、背部、腹部、腰部和臀部等部位也会出现。

痛风石容易出现的关节部位，还与血液循环和人体体温分布梯度有关，尤其是人体体温较低的地方、容易损伤和容易负重的地方。

有些医生临床上将尿酸性肾结石也归于痛风石类，我觉得还是区分开来比较好。尿酸盐结晶沉积在肾脏，会出现的不仅是肾结石，还可能导致慢性尿酸性肾病等。

哪些人容易长痛风石？

容易长痛风石的人有七个明显的特点：

◈ **性别多为男性：**

女性痛风患者不少见，但长出痛风石的女性概率较小。

◈ **年龄多在 30 岁以上：**

85% 长出痛风石的人年龄在 30 岁以上，以 40 ~ 45 岁为高峰；10% 的在 20 岁 ~ 30 岁之间；5% 的在 20 岁以下。

◈ **长出痛风石多在痛风 5 年以上：**

从初次急性痛风发作到长出痛风石，82% 的患者在 5 年以上，10% 的患者在 3 年以下；一般为 8 年左右，也有 15 年的痛风病史才长出痛风石的。

◈ **多为未规范治疗降尿酸患者：**

97% 的痛风石患者未规范降尿酸，3% 的患者自行用药降尿酸但使用药物不对症；80% 的患者曾经进行过降尿酸治疗但未坚持。

◈ **饮食习惯不健康：**

43% 的男性痛风石患者有饮酒习惯，有的每日必饮；78% 的男性患者暴饮暴食，饮食多为高脂肪、高蛋白和高嘌呤食物；85% 的患者喜欢重油、重盐；20% 的男性年轻患者喜欢喝高糖饮料或吃甜食。

◈ **血尿酸程度：**

90% 的痛风石患者血尿酸高于 540 μmol/L，其中 73% 的患者血尿酸高于 600 μmol/L；10% 的患者血尿酸浓度低于 480 μmol/L 仍然出现痛风石。

◇ **伴发疾病：**

20% 的痛风石患者伴有尿酸性肾结石；67% 的患者出现肾脏功能受损；68% 的患者出现不同程度的高血压、高血脂；15% 的患者有 2 型糖尿病。

疏忽四种情况容易长痛风石

在 X 线检查时，痛风石的受累关节可以见到骨缘的骨质缺损、骨关节间隙变宽。对未经治疗的患者进行研究发现，如果痛风石不经过规范治疗，可以出现局部骨质缺损、关节被侵蚀，以及关节畸形等情况。痛风石的形成代表痛风进入慢性痛风性关节炎阶段，反复发作及受累的关节是这个痛风阶段的特征。

通常来说，以下四种情况痛风石容易长出来或者长大：

◇ **疏忽了血尿酸持续居高不下：**

痛风石的沉积速度与高尿酸血症程度和持续时间有关。血尿酸水平越高，持续时间越长，越容易出现痛风石；血尿酸超过 660μmol/L 时，出现多关节泛发型痛风石的患者数量达到 10% 以上。

◇ **疏忽了痛风性关节炎反复发作：**

急性痛风性关节炎反复发作，发病次数增多、发病频率增加及每次发病的严重程度增高，均可以导致痛风石出现容易长大的情况。这是因为尿酸盐沉积随着关节炎的发作加速沉积。

◇ **疏忽了痛风导致的肾脏功能受损：**

尤其是出现慢性尿酸性肾病、尿酸性肾结石的患者，由于肾脏排泄功能受损，导致尿酸盐更容易出现结晶并沉积在关节的情况。另外，有研究表明，关节及软组织皮下痛风石和肾内尿酸盐结石成分基本一致。

◇ **疏忽了对痛风进行规范治疗：**

痛风急性发作时未及时消炎镇痛，导致免疫细胞不断试图吞噬尿酸盐结晶体，更容易包裹尿酸盐晶体在皮下形成沉积；痛风间歇期未能及时、规范和坚持降尿酸治疗或未对症进行治疗，导致痛风石未能消融。

总而言之，痛风石的数目及大小是反映痛风病情轻重及病程长短的一个直观指标。痛风石较大、数目较多者，表明病程较长，病情控制不佳；而痛风石较小、数目较少者，表明病程较短，病情相对较轻。

第六节 高尿酸血症及痛风会不会遗传？

"我爸妈有痛风，我会不会有痛风？"

"你害怕了？"

"其实也不是害怕，我觉得他们的痛风，还是在于生活方式不健康。"

"那你至少还是有点担心吧？"

"当然担心，但是我觉得，只要自己建立健康的生活方式，应该不会患痛风吧？"

"你自己觉得痛风会不会遗传呢？"

"我觉得应该不会吧？"

这段对话，体现了不少中青年尤其是男性的观点：哪怕父母有高尿酸血症或痛风，他们也认为自己不会有，因为他们觉得高尿酸血症及痛风是不会遗传的。那么这种观点是不是对的呢？

遗传基因检测发现，高尿酸血症及痛风有遗传性

在了解高尿酸血症及痛风的遗传性之前，我们先得知道遗传是怎么回事？人类的遗传是由基因控制的，父母的一些基因通过染色体遗传给下一代；人类的23对染色体中大约有5万对基因。

在5万对基因中，通常会出现几个有缺陷的基因，这些异常基因相对下一代来说就是"坏分子"。当受孕时，父母一方中，某个有缺陷的基因就会被另一方的正常基因掩盖，这时候缺陷基因所携带的遗传信息暂时不会有表现的机会。

如果父母双方携带有同样的缺陷基因，缺陷基因就会"大展身手"，也就是说没有正常基因来掩盖，那么下一代的孩子就会患遗传病。常见的遗传病包括：先天愚型、多指或多趾、先天性心脏病、先天性聋哑、血友病等。

人类的遗传病种类很多，包括单基因遗传病、多基因遗传病、染色体病、体细胞遗传病、线粒体遗传病等，这五类是根据遗传物质的改变方式和传递情况不

同做出的分类，大概有数千种。

如果缺陷基因的破坏力强，凭一己之力就能让人患病，这种就是单个基因突变引起的单基因遗传病；如果缺陷基因破坏能力不强，需要多个微小基因凑在一起，还要在合适的环境因素下才能发病，这种遗传病就是多基因遗传病。

痛风及高尿酸血症就属于多基因遗传病。所谓多基因遗传病就是由两对及以上致病基因的累积效应导致的，而且受环境因素影响较大。

与环境因素相比，遗传因素起的作用就叫遗传度。比如高血压的遗传度为40%，说明环境因素的影响较大；精神病的遗传度是80%，说明受遗传因素的影响较大。

痛风是遗传因素和环境因素共同作用的结果

已经确定的是，高尿酸血症及痛风是遗传因素和环境因素共同作用的多基因相关性疾病，而且这种疾病有一定的家族聚集患病现象。

国内外对原发性痛风患者的调查显示，有阳性家族史所占比例为10% ~ 30%。但痛风的家族遗传性在世代和家系中出现的规律尚不明显，患者的近亲中15% ~ 25% 有高尿酸血症。

也有研究显示，双胞胎中高尿酸血症的遗传可能性为45% ~ 73%；普通人群中高尿酸水平遗传的可能性为27% ~ 41%；痛风遗传的可能性约为30%，10% ~ 20% 的痛风患者其家族中上一代曾患过痛风。

尿酸主要经过肾脏排泄，两项对双胞胎的研究显示，肾尿酸清除率和尿酸 / 肌酐比值有很高的遗传倾向性，遗传率分别达到 60% 和 87%。

近年来对痛风及高尿酸血症的一系列全基因组关联分析，发现了 30 多个与痛风密切相关的易感基因，183 个与血尿酸相关的基因位点。这些易感基因与尿酸代谢异常相关，或影响尿酸合成，或影响肾尿酸排泄。

因此，研究认为原发性痛风是常染色体显性遗传，但外显性不全。而痛风及高尿酸血症的家族遗传也与环境有关，就是说同一家族的同样的生活习惯会对疾病产生影响，另一方面与遗传相关，就是与嘌呤代谢有关限速酶的基因变异有关。

但是我们同时也要注意到，作为遗传因素与环境因素相互作用及共同作用的多基因遗传疾病，痛风及高尿酸血症并不是单一的遗传就能造成的。其中与尿酸有关的基因会引起高尿酸血症，与炎症有关的基因则会造成急性痛风发作。但仍然有 40% 的环境因素影响着痛风及高尿酸血症的发生。

除了遗传因素外，与高尿酸血症及痛风相关的环境因素有哪些呢？我们接着往下看。

痛风及高尿酸血症的环境因素多与吃喝有关

痛风的环境因素包括肥胖、胰岛素抵抗、高血糖、脂代谢紊乱、高血压等内环境因素，也包括海拔、温度、湿度和排泄等外环境因素。但对痛风及高尿酸血症影响最大的还是属于日常饮食环境因素，比如摄入过多的高嘌呤食物、甜品、酒精等。

◈ **高嘌呤食物：**

高嘌呤食物主要是指每 100 克食物中含嘌呤超过 150 毫克。常见的高嘌呤食物包括家禽、家畜的肝、肠、心、胃、肾、脑、胰、肺等，肉脯、浓肉汤、肉馅等；鱼皮、鱼卵、鱼干以及大部分海鱼、甲壳类等水产品。

酒类：

乙醇是痛风重要的饮食危险因素，痛风的发病风险与乙醇的摄入量呈剂量依赖性增加。饮酒对痛风的影响与酒的种类有关，常见的啤酒、黄酒、白酒、药酒与痛风及高尿酸血症发病的相关性最强。酒类中的酒精能促进尿酸的生成和减少尿酸的排泄，啤酒中的嘌呤能增加体内尿酸的量。

◈ **饮料：**

较高的含糖软饮料摄入和痛风、高尿酸血症的发生呈高度相关，主要包括汽水、鲜榨果汁、功能饮料、人工茶饮、含糖的烘烤食物、果酱、罐装食物、冰淇淋等。果糖引起高尿酸血症的机制主要是果糖能转化为很多嘌呤的底物，大量摄入果糖能让尿酸生成增多。

影响痛风及高尿酸血症的其他环境因素还包括超重与肥胖、喝水太少、运动欠缺、熬夜太多和压力太大等。有些人会怀疑压力大和高尿酸血症及痛风的关系，但实际上压力过大已经成为诱发年轻人发生痛风的主要因素之一。

高尿酸血症及痛风属于多基因遗传的代谢性疾病，虽然并不是父母有高尿酸血症或痛风，子女或隔代就必然发病；痛风是否发病还取决于 40% 的环境因素，但是对于上一代出现了痛风及高尿酸血症的患者来说，下一代的日常生活和饮食还是应该尽量做到健康。

第二章
痛风患者如何管住嘴
>>>

第一节 痛风患者的饮食原则

痛风的饮食指导主要是为了减少外源性嘌呤的摄入，从而减轻血尿酸负荷，降低痛风发生的风险或减少痛风急性发作的次数；延缓痛风相关合并症如高血压、高脂血症、高血糖等疾病的发生与发展，促进并维持机体适宜的营养状态。

在饮食调理的同时，配合规范的降尿酸治疗，预防及配合治疗痛风石、痛风肾等相关疾病，可以改善临床结局。

饮食治疗是高尿酸血症与痛风患者日常生活方式管理中非常重要的环节之一。高尿酸血症及痛风的饮食控制不仅包括饮食种类的选择，还要进行饮食结构的调整。合理控制饮食、减少热量的摄入、适当控制嘌呤，是痛风饮食治疗的初衷。

如果吃得"巧妙"，毫无疑问就能避免成为"小酸人"（高尿酸血症患者的自称），也能阻断痛风的"元凶"——嘌呤的来路；拓宽尿酸的出路；降低身体尿酸池的容量。虽然达不到将痛风"吃出去"的目的，但合理的饮食控制可以降低10% ~ 18%的血尿酸水平，也就是说能让血尿酸降低60 ~ 90μmol/L。

痛风患者该如何做好饮食控制呢？咱们了解一下痛风饮食治疗的十大原则，大家可以遵照执行。

痛风饮食治疗的原则一：不吃太多食物，保持理想体重

暴饮暴食是痛风性关节炎急性发作的诱因之一，暴饮暴食后摄入的嘌呤会增高，血尿酸水平也会随之水涨船高。所以痛风患者需要做到避免暴饮暴食，饮食保持七分饱或八分饱。

此外，暴饮暴食也容易导致肥胖。我们知道肥胖是痛风的高危因素。太瘦或者太胖其实都不利于身体健康，只有保持适宜的体重才能健康。

什么是适宜的体重呢？每个人的适宜体重并不一样，这和我们的身高相关。但是我们可以通过以下公式来评估BMI[6]：体重（kg）/身高的平方（m²）。

---

[6] 身体质量指数，简称体质指数，是国际上常用的衡量人体胖瘦程度以及是否健康的一个标准。一个BMI超过24的成年人现在被认为是超重，而理想指数是18.5至23.9。

如果你现在比较胖，那就要通过合理运动、饮食管理减轻体重，一般每周减轻 0.5 ~ 1.0kg 即可；如果减重太快或者饥饿减重、过度节食减重，就有可能出现营养缺乏、乳酸增加从而诱发痛风。

痛风饮食治疗的原则二：调整饮食结构，控制三大营养素

日常饮食，主要包括碳水化合物、脂肪、蛋白质等三大营养素，通常三大营养素的摄入需要均衡分配。三大营养素主要来自哪些食物呢？

碳水化合物主要来自米、面、谷等主食，脂肪主要来自食用油、肥肉等，蛋白质主要来自肉类、蛋类、奶类等。

一般来说，痛风患者的三大营养素应根据每日热量摄入进行合理分配。碳水化合物占每日总热量的 50% ~ 60%，脂肪占每日总热量的 20% ~ 30%，蛋白质占每日总热量的 15% ~ 20%，其中脂肪摄入应该以植物性脂肪为主。

但是如果痛风患者体重超重或出现肥胖，或者血脂较高，那么就不能摄入过多的脂肪，否则会变得更胖，加重体重或高血脂的病情。

如果痛风合并肾功能不全，那么就需要根据医生的建议，进行低蛋白饮食。

痛风饮食治疗的原则三：低嘌呤饮食

低嘌呤食物，是指每 100g 中嘌呤含量低于 25 毫克的食物。常见的低嘌呤食物主要包括：牛奶、羊奶等奶类，鸡蛋、鸭蛋、鹅蛋、鹌鹑蛋等蛋类，白菜、卷心菜等浅绿蔬菜，土豆、芋头、白薯、木薯、萝卜、莴笋、胡萝卜等根茎类蔬菜，番茄、茄子等茄果类蔬菜，冬瓜、南瓜、苦瓜、黄瓜等瓜类蔬菜，小米、荞麦、燕麦等杂粮，樱桃、苹果、草莓等水果，米饭、馒头等精米白面。

这些低嘌呤食物对于痛风及高尿酸血症患者而言，是可以放心食用的。但是要注意的是，蛋类的嘌呤主要在蛋黄，可以适当食用蛋白。不少水果含糖量高，可以选择含糖量低的水果。

痛风饮食治疗的原则四：少吃高嘌呤食物

我们都知道，高嘌呤食物会产生大量的尿酸，让血尿酸浓度升高，引发痛风，所以我们应该少吃高嘌呤食物。高嘌呤食物，是指每100g中嘌呤含量高于150毫克的食物。

常见的高嘌呤食物是动物性高蛋白食物，主要包括肝、肾、脾、肠等动物内脏及脑，带鱼、鲳鱼、鲢鱼、鲱鱼、沙丁鱼、凤尾鱼、基围虾以及小鱼干等部分水产品，浓肉汤、浓鱼汤、大骨汤、海鲜汤、火锅汤等汤类，以及浓肉汁、肉馅等肉酱类。

有些植物性食品也属于高嘌呤食物，比如干紫菜、干黄豆、干绿豆、干榛蘑、干猴头菇、豆粉、干黑木耳、干腐竹、干豆皮等。

痛风饮食治疗的原则五：少喝富含果糖的饮料

人体摄入大量果糖后，果糖在体内会变成制造嘌呤的原材料，让嘌呤增多，从而导致尿酸合成增多；果糖在体内也会减少尿酸的排出。所以果糖对于高尿酸血症及痛风患者而言，其升高血尿酸的能力不亚于酒精。因为果糖让尿酸的来源增多，尿酸的去路减少，尿酸水平自然而然就会上升。

富含果糖的饮料主要是果汁饮料、碳酸饮料、功能饮料、奶茶饮料及蜂蜜等，这些饮料都可以引起痛风。需要注意的是，与上面提到的富含果糖的饮料相比，普通水果中果糖含量就显得不太高，但是也要注意不要贪吃太多高果糖水果。一般来说，每日吃200～350g新鲜水果对身体有益无害；真正含果糖高的还是果脯，建议痛风及高尿酸血症患者尽量避开。

那么，我们日常生活中用榨汁机制作的鲜榨果汁是不是可以替代水果呢？建议还是吃新鲜的水果吧。因为在水果被压榨过程中，水果中的维生素C被氧化而失去营养价值；同时被过滤的果渣也会导致大量的食物纤维被丢弃。另外，榨取一杯果汁往往需要多个水果，无形之中摄入的果糖就会超标。

痛风患者饮食治疗的原则六：多饮水

痛风及高尿酸血症患者每天应保持饮水 2 000 ～ 2 500 毫升以上，在急性痛风性关节炎期，还应该适当增加饮水量。不应该一次喝太多的水，而应该分次饮水，以白开水、淡茶水、矿泉水为主。

多饮水可以增加尿酸从体内排出，以减少痛风发作；同时，多饮水还可以预防尿路结石的发生，减缓痛风对肾脏的影响。在急性痛风期，多饮水也能够一定程度上缓解关节炎的疼痛及红肿症状。

建议痛风及高尿酸血症患者要养成主动喝水的习惯，不要等口渴了再临时性暴饮。建议大家不要在饭前短时间内和饭后立即喝大量的水，合适的饮水时间为两餐之间、晚间及清晨。不过对于痛风合并肾功能不全的患者而言，饮水要适量，否则会增加肾脏负担，此时请谨遵医嘱。

痛风患者饮食治疗的原则七：多喝低脂或脱脂牛奶

有研究证实，牛奶以及牛奶制品，可以降低血尿酸水平和减少痛风的发生。但是全脂牛奶并没有这个功能，仅限于低脂牛奶或脱脂牛奶。

饮用奶可以是鲜奶，也可以是奶粉。但是低脂或脱脂牛奶也有一些缺陷，比如口感不佳等；与鲜奶相比，奶粉含更多的维生素、矿物质等有益成分，但是很多奶粉中含有大量的糖分，痛风患者也要注意。

建议痛风及高尿酸血症患者每日饮用脱脂或低脂乳类及其制品 240 ～ 300 毫升。

痛风患者饮食治疗的原则八：控制饮食嘌呤总量

食物嘌呤含量从高到低的排序，一般是动物内脏 > 海鲜 > 肉类 > 淡水鱼类 > 干豆类 > 坚果类 > 蔬菜类 > 谷类 > 水果类。但是食物嘌呤含量表的数据也只能做参考，因为即使同一种食物来自不同产地、季节、批次，测定的嘌呤含量数据也有区别。

不要盲目迷信嘌呤含量，对于痛风及高尿酸血症患者来说，控制嘌呤饮食总量远比在意每一种食物的嘌呤含量更重要。吃一口高嘌呤食物能导致急性痛风性关节炎发作的可能性并不大。对于痛风患者来说，需要控制每日嘌呤饮食总量。痛风间歇期，建议每日嘌呤摄入控制在 300 毫克以内；痛风急性期及痛风石期，建议每日嘌呤摄入控制在 150 毫克以内。

痛风患者饮食治疗的原则九：限酒或戒酒

我们知道，乙醇会让尿酸的排泄减少，并且可以从侧面导致尿酸的生成增多。尤其是啤酒，不仅含有酒精，而且含有大量的鸟嘌呤，经代谢形成尿酸，可以进一步升高体内的血尿酸浓度。

如果您无法做到禁酒，那么我们建议男性每天的饮酒量不宜超过 2 个酒精单位，女性不宜超过 1 个酒精单位，1 个酒精单位约为 14 克纯酒精。用不同的酒类品种表示，大约相当于 145 毫升红葡萄酒（12%vol.），497 毫升啤酒（3.5%vol.），43 毫升蒸馏酒（40%vol.）。

痛风患者不仅要限酒或戒酒，还要学会戒烟。经常吸烟的人比偶尔吸烟的人发生痛风或高尿酸血症的风险增加 35%。

痛风患者饮食治疗的原则十：因人而异的饮食控制

对于痛风患者来说，需要根据病情轻重来选择食物。急性痛风性关节炎期，要严禁高嘌呤食物，适当摄入中嘌呤食物，自由选择低嘌呤食物；痛风缓解期，要尽量避开高嘌呤食物，根据营养需要摄入中嘌呤食物，自由选择中低嘌呤及低嘌呤食物。

有一些嘌呤含量较高的食物，比如富含嘌呤的蔬菜、豆制品等，研究表明并不明显增加血尿酸，但是部分痛风患者食用后，可能导致急性痛风性关节炎发作。

那么对于这类患者而言，就要根据自身情况避开这些高嘌呤的植物性食物。

另外一方面，虽然一些食物嘌呤含量较低或中等，但是摄入量过多，同样会导致血尿酸水平升高，所以对于痛风患者来说，饮食总的原则是控制嘌呤摄入量。

第二节 痛风患者不同时期的饮食选择

痛风是一种代谢性疾病，人体的代谢与饮食、运动、生活等各方面有关。虽然尿酸的产生仅有 20% 左右来自饮食，导致尿酸高的主要原因也并非吃进太多嘌呤；但是，不良饮食确实也是诱发痛风急性发作的重要因素，所以痛风患者生活中尤其需要注意饮食。

那么，饮食控制是不是就这么简单呢？主要看您怎么做，如果您主动掌握好这张"饮食处方"那么自然无忧；如果您寄希望于想要"把吃出来的病吃回去"，恐怕会失望。当然，为了让您在饮食上不至于过"吃素"的生活，今天就将不同时期的饮食控制详细地告诉您。

无症状高尿酸血症期，不吃药通过饮食控制也能降尿酸

患者平日没有症状，只有当血液化验时，发现血尿酸浓度超过 420μmol/L 的正常值，才知道患上无症状高尿酸血症。当出现高尿酸血症但没有症状时，通常不需要药物进行治疗，患者只要注意饮食或找出尿酸升高的原因进行矫正，血尿酸值可能会恢复正常。那么，无症状高尿酸血症期该怎么吃呢？

◇ **养成健康的饮食习惯：**

为了预防痛风，需要养成健康的饮食习惯，一日三餐定时定量，尽量不要饥一顿饱一顿，日常饮食注意荤素搭配；多喝水，减少体内尿酸的生成，增加尿酸的排泄；每日嘌呤摄入量控制在 300 毫克以内。

◇ **限制热量的摄入：**

根据体重和血尿酸值，确定每日的热量摄入，一般来说，每日摄入热量控制在 1500 ~ 1800 千卡左右；把每日所需热量分配到食物中，结合"中国居民平衡膳食宝塔"制定食谱。

◇ **适当摄入蛋白质：**

根据体重按比例摄入蛋白质，按 1 千克体重摄入 0.8 ~ 1 克蛋白质计算，全天摄入蛋白质在 40 ~ 65 克，以植物蛋白为主，动物蛋白为辅；动物蛋白以蛋类、低脂或脱脂牛奶为主。

◆ **多吃蔬菜和低糖水果：**

蔬菜和水果等食物富含丰富的维生素和矿物质，同时蔬菜和水果中含有丰富的水分，有利于尿酸的排出，防止肾脏出现结石。建议高尿酸血症患者每日摄入蔬菜 500 克，水果 300 克。

急性痛风性关节炎期，及时止痛时注意低嘌呤饮食

当高尿酸血症患者遇到关节损伤、暴饮暴食、关节受寒、酗酒、药物使用不当等特定的诱因时，沉积在关节周围的尿酸盐结晶会引发身体的免疫反应，出现急性剧烈的红肿热痛症状，就是急性痛风性关节炎症状。出现痛风急性发作，需要及时消炎镇痛，在疼痛过后需要进行降尿酸治疗。急性痛风性关节炎期的饮食应以清淡为主，要注意可能引起尿酸升高的食物。

◆ **尽量低嘌呤食物：**

要选用嘌呤含量在 75 毫克 /100 克以内的中低嘌呤食物和低嘌呤食物，主要包括绿叶蔬菜、部分水产、部分杂粮和精米面等；少摄入肉类和鱼类，以牛奶和鸡蛋作为蛋白质的主要来源。每日嘌呤摄入量控制在 150 毫克左右。

◆ **限制营养摄入：**

急性期患者摄入食物的总热量应较平时低 20%，蛋白质的摄入量要适中，脂肪和糖类食物要加以限制，做到平衡膳食；以碳水化合物为主补充热量所需，限制脂肪的摄入量。

◆ **戒烟限酒：**

吸烟、酗酒等不良嗜好容易导致体内尿酸突然升高或炎症加重，建议急性期滴酒不沾，尤其是啤酒和白酒。

◆ **注意烹饪方法：**

急性期烹调食物的方法建议采取煮、熬、烩、蒸等，不用煎、炒、烤、炸、火锅等方法；这样既能稀释食物中的嘌呤含量，也有利于营养搭配。此外，钠盐会让体内水分滞留，急性期要减少钠盐的摄入。

◈ **注意大量饮水：**

在肾功能正常的情况下，每日水摄入量控制在 2 500 ～ 3 000 毫升，尿量保持在 2 000 毫升以上，同时尽量不憋尿；肾功能不全者需要控制水摄入量。

痛风发作后的间歇期，降尿酸用药时三餐饮食做调整

急性痛风性关节炎发作后，往往有一段时间没有任何症状，这被称为痛风的间歇期，间歇期的长短不一，大部分患者会在 1 ～ 2 年内有第二次发作。痛风间歇期需要规范降尿酸治疗，根据具体情况进行合理用药，控制血尿酸在 360 μ mol/L 以下。同时也要做好每日的饮食调整，主要包括：

◈ **避免高嘌呤食物：**

高嘌呤食物主要是嘌呤含量大于 150 毫克 /100 克的食物，一般包括动物内脏和脑组织等，甲壳类海鲜和部分海鱼，浓肉汤、肉馅等肉类；这些高嘌呤食物稍微吃多点，就相当于往血液中打了一针尿酸，容易导致痛风急性发作。

◈ **限制肉类和鱼类摄入：**

猪肉、牛肉、羊肉等畜肉，鸡肉、鸭肉等禽肉，鲫鱼、草鱼、鲤鱼等淡水鱼类都属于中嘌呤食物，这些食物是人体蛋白质的主要来源；这些食物可以适量吃，只是需要少吃，每日控制在 75 克以内；每日嘌呤摄入不能超过 300 毫克。

◈ **低脂肪饮食：**

脂肪的大量摄入可以引起肥胖、高脂血症等，必须控制其摄入的量，但脂肪中含有一些脂肪酸是人体本身不能合成的，必须从外界摄取；一般建议将脂肪摄入控制在总热量 20% ～ 25% 即可。

◈ **减少果糖摄入：**

含糖饮料、果汁以及部分糕点富含果糖，果糖摄入过多会导致尿酸生成过多和间接引起机体尿酸排泄减少；建议少喝高糖、高热量的碳酸饮料、功能饮料、蜂蜜、奶茶等。

◈ **低盐饮食：**

盐的摄入要严格控制，每天盐的摄入控制在 5 克以内；同时要注意鸡精、味精、酱油、豆瓣酱、辣椒酱等调味品中不仅含有大量的钠盐，也含有较高的嘌呤，减少钠盐及隐形盐的摄入。

慢性痛风性关节炎期，去除痛风石后做好食物选择

当出现痛风石、尿酸性肾病、尿酸性肾结石后，就意味着进入了慢性痛风性关节炎阶段；尤其是痛风石，尿酸盐结晶会沉积在关节内或关节周围组织，逐渐增多，形成突出于皮肤表面的黄白色结节。进入痛风石阶段，除了要根据情况进行手术取出痛风石，还要配合药物治疗和饮食调理，将尿酸值维持在 300μmol/L 以下。

◈ **限制总热量：**

防止出现超重或肥胖，每日摄入总热量要比正常人减少 10%～20%；时刻注意食物的嘌呤含量，可选用低嘌呤食物，适量进食中嘌呤食物，避免食用高嘌呤食物；出现痛风石的患者的食物以植物蛋白及碳水化合物作为能量主要来源。

◈ **多吃蔬菜和低糖水果：**

土豆、山药、藕、红薯等淀粉含量较高，以及豆类、菌菇类等嘌呤含量较高的蔬菜要注意食用量，其他的正常食用即可；适当吃小番茄、芒果、草莓、樱桃、西瓜、柠檬等含糖量低的水果，多吃黑加仑、番石榴等含维生素 C 的水果。

◈ **多喝水：**

身体缺水，排尿自然少了，尿酸就容易滞留在体内；每天保证 2 000 毫升以上的饮水，让尿量达到 2 000 毫升以上；不要等到口渴才喝水，也不要一次暴饮太多水；可以适当喝无糖苏打水；肾功能不全患者饮水要有所控制。

第三节 痛风患者怎么吃主食？

有不少痛风患者听过关于碳水化合物的建议，比如：碳水化合物让人发胖，痛风患者不能吃；米饭、水果里都是碳水化合物，所以要轻断食；运动前后不要吃碳水化合物，而是补充蛋白质。痛风患者对待米饭的态度，一千名患者心中有一万个答案。

于是，有人开始和米饭、面条、饺子、包子、红薯、马铃薯等富含碳水化合物的主食做"斗争"，最后弄得自己面黄肌瘦、营养不良，反倒让痛风性关节炎病情加重。这是怎么回事呢？

痛风患者需要控制碳水化合物摄入，但并不包括米饭

什么是碳水化合物？别被这么高大上的名字吓倒，碳水化合物其实就是糖类化合物，但并不是糖。有一部分碳水化合物是甜的，比如葡萄糖、果糖、麦芽糖等；也有没有甜味的碳水化合物，比如说淀粉；还有一部分有甜味的物质但不是碳水化合物，比如阿斯巴甜、糖精等。

也就是说，碳水化合物其实是一类食物，而不只是一样食物。碳水化合物是人体维持生命活动所需的热量的一部分，它们同时参与构成机体组织、细胞活动、蛋白质和脂肪的代谢、保肝解毒等。有研究表明，如果完全低碳水膳食则会增加脂肪代谢和导致蛋白质消耗更多。

为什么痛风患者需要控制碳水化合物呢？首先要说的是，痛风患者不是要完全拒绝碳水化合物，而是要合理、适量摄入碳水化合物。控制碳水化合物的摄入，主要是因为高碳水化合物的饮食习惯会影响体重，导致体重增加，从而出现胰岛素抵抗和尿酸升高。

从控制热量的角度来说，我们每日摄入的碳水化合物应该占全天摄入热量的50%~60%，而蛋白质占总热量的15%~20%，脂肪占总热量的20%~30%。在这样的标准下，痛风患者每日适宜摄入的碳水化合物为每千克体重 4 ~ 5 克，占总热量的 50% ~ 55%。不过如果是痛风合并糖尿病患者，就要另当别论。

但是，正因为碳水化合物是一类食物，这个范围内每一样单独的食物所含的碳水化合物并不一样。所以，对于痛风患者而言，要对食物做区分，不是所有的含碳水化合物的食物都同等对待。

◆ **畜肉、禽肉、鱼肉等肉类中也会含有碳水化合物，不过这些食物中碳水化合物含量较少**

痛风患者需要注意的是其脂肪、蛋白质和嘌呤含量，适量食用嘌呤含量中等的肉类，以瘦肉为主；避免食用高嘌呤肉类，尤其是动物内脏、甲壳类海鲜、部分海鱼、浓肉汤等。

◆ **水果和蔬菜等食物中含有碳水化合物较多**

对于痛风患者而言，大部分蔬菜可以放心食用，部分菌菇、豆制品要适量食用；大部分水果也可以放心食用，但是含糖分较多的水果如无花果、桂圆、柚子、荔枝、柿子、龙眼、香蕉、杨梅、石榴等，就要少吃。

◆ **米饭、面条、玉米、薏米、燕麦、包子、馒头、饺子等主食中也有丰富的碳水化合物**

日常计算的这些主食含有的碳水化合物是"生重"而不是"湿重"，而且很重要的是，主食在人体内消化吸收的速度慢，单位体积的热量低，其实适合痛风患者食用。

不同的碳水化合物，其提供给人体的热量并不相同，代谢途径也不同。比如果糖，摄入果糖后，小肠会代谢一部分，但超过一定速度后，就会由肝脏代谢进入肾脏，所以果糖摄入过量，就容易导致促进尿酸生成、抑制尿酸排泄。

其实对于痛风患者而言，控制碳水化合物的摄入只是从整体的热量摄入而言，并不包括要控制米饭的摄入；当然，如果摄入太多的米饭，也可能导致热量摄入过多，这当然不行。

与其计较米饭中的碳水化合物，不如去计较甜味食物

如果仅仅食用主食，比如早餐馒头120g+牛奶250g，午餐米饭150g，晚餐

米饭 150g，所获取的碳水化合物并不多，并不会导致全天热量摄入超标的现象发生。

从另外一方面说，主食或者说全谷物中的碳水化合物，与蔬菜、水果中的碳水化合物相比，其实能带给痛风患者更强的饱腹感，相比肉类、鱼类等"荤菜"或者糖类来说，这些食物如果同时富含高蛋白和高膳食纤维，带给我们的饱腹感更强，可以让我们减少摄入其他食物。

不过，说痛风患者没有必要去"断食"或"减食"米饭，并没有说是对所有含碳水化合物的食物一视同仁。其实对于痛风患者而言，我们与其控制碳水化合物的摄入量，不如控制部分碳水化合物的"质"。

前面提到了含少量碳水化合物的高嘌呤肉类，接下来就要给大家说真正的"甜味"碳水化合物，比如说含糖分较多的水果以及添加糖的食物，包括白砂糖、葡萄糖、饴糖、果糖、红糖、玉米糖浆、高果糖玉米糖浆、麦芽糖、蔗糖、糖蜜、蜂蜜和各种浓缩果汁和调味糖浆等添加糖。

当痛风患者过多摄入含果糖的食物或者饮料，则会导致核苷分解增多，促进嘌呤合成；还能诱发代谢异常，引起机体对胰岛素抵抗，间接减少尿酸排泄。这两种作用合二为一，则会让患者尿酸飙升。与其去计较米饭中所含碳水化合物的含量，不如去从日常生活中减少单糖和双糖的摄入。

选择米饭等细粮还是选红薯等粗粮，建议因人而异

如果您觉得自己每天吃米饭太多，也许是因为吃饭速度快和吃饭时间过长的问题。

痛风患者需要改变吃饭速度，吃饭速度快的人，饱食中枢要在用餐后 15 分钟左右才会告诉您肚子饱了的信号，这时候您已经吃得太饱了，但没有意识到饱了，所以就会吃得超量。

痛风患者也需要改变吃饭时长，吃饭时间过长，过于悠闲享受食物美味的人，饱食中枢不会发送吃饱的信号，这样也会导致进食过量。

所以对于痛风患者来说，吃饭时要细嚼慢咽，事先定好自己的饭量和菜量，保持"七分饱"或"八分饱"的状态才可以。

有些人就会问："虽然您说痛风患者可以放心吃米饭，但是有些人说要多吃粗粮，因为含膳食纤维多。"

粗粮是什么？比如荞麦、高粱、糙米、原味麦片等，这些食物中含有更多的膳食纤维、维生素和矿物质，但碳水化合物含量有多有少。当然这些食物对于痛风患者来说是有利的。不过，相比白米、小麦、糯米等细粮而言，粗粮的嘌呤含量要高于细粮。

因此，对于普通痛风患者而言，可以以细粮为主、粗粮为辅，混合食用；对于想多吃粗粮补充膳食纤维、促进消化的患者而言，可以将细粮和粗粮比例对半，有选择性食用；对于痛风合并糖尿病患者而言，细粮中膳食纤维和 B 族维生素含量少，容易引起血糖波动，所以要减少细粮摄入。

您可以用另外的方法来代替部分全谷类食物，比如说土豆、红薯、芋头、山药等薯类含碳水化合物和膳食纤维较高，用它们来代替等量的米饭、馒头还有助于减肥。

第四节 痛风患者怎么吃蔬菜？

"哪些食物的嘌呤含量少？"

"哪些蔬菜嘌呤含量高？"

"是不是所有的蔬菜都能吃？"

"痛风患者能吃高嘌呤蔬菜吗？"

这些痛风患者常常询问的问题，是否也让您一头雾水？

蔬菜普遍嘌呤低，那么豆制品是否也能吃？

蔬菜嘌呤含量高吗？从实际情况看，多数蔬菜普遍嘌呤含量低。

◇ **嘌呤含量在 25 毫克 /100g 以内的有：**

白菜、芥蓝、芥菜、韭菜、苦瓜、冬瓜、丝瓜、黄瓜、葫芦瓜、茄子、胡萝卜、萝卜、洋葱、西红柿、木耳、芋头、马铃薯等。

◇ **嘌呤含量在 25 ～ 150 毫克 /100g 以内的有：**

黄豆、豌豆、四季豆、豆干、花生、菠菜、椰菜、枸杞、蘑菇、竹笋、海带、莲子、大葱、茼蒿、油菜、海藻等。

目前的研究表明，植物性食物中，超过 60% 是腺嘌呤和鸟嘌呤，而大部分的动物肉类和海鲜的嘌呤含量中超过 50% 是次黄嘌呤和黄嘌呤，而次黄嘌呤和黄嘌呤会更迅速地转化为尿酸，升高血液中尿酸含量的作用更强一些。

也就是说哪怕有部分蔬菜嘌呤含量高，但植物性嘌呤诱发体内痛风发作的风险要比动物性嘌呤小。

植物性嘌呤含量高的代表食物主要是豆类和蘑菇。比如干黄豆的嘌呤含量与猪肉相当，每 100g 黄豆含嘌呤 116 毫克，而每 100g 猪肉含嘌呤 122 毫克。但如果制作成豆制品，比如豆腐、豆干等，其中的嘌呤含量就会大大降低，这是因为嘌呤溶于水，制作过程中大部分的嘌呤会随水分丢失。豆浆中确实含有大量的嘌呤，但是磨制一杯豆浆可能只需要 10 ~ 20g 的黄豆，摄入的嘌呤含量还是很低的，如果是五谷豆浆的话，嘌呤含量就会更少了。

蘑菇多属于高嘌呤食物，干香菇的嘌呤含量为 379.5 毫克/100 克；杏鲍菇（干）嘌呤含量为 419 毫克/100g；干的海鲜菇和蟹味菇甚至超过了 500 毫克/100 克。但新鲜的蘑菇因为含有大量水分，嘌呤含量都不高，如新鲜香菇嘌呤含量仅为 20.8 毫克/100 克。除了豆类和蘑菇，植物性嘌呤含量较高的还有紫菜、黑木耳、腐竹等。此类食物用水泡或水焯之后，嘌呤含量都会降低。

其实只要不是急性发作，痛风患者无需过度限制植物性嘌呤，要学会科学地控制饮食，比如多采用水煮的烹调方法，一味地忌口、追求低嘌呤饮食无益于健康。

既然无需限制植物性嘌呤，对蔬菜是否可以无所顾忌？

近年来多项研究表明，痛风饮食控制不能只看食物嘌呤含量表；因为大量食用富含嘌呤的蔬菜（如莴笋、菠菜、蘑菇、四季豆、菜花）和豆制品并不会增加血尿酸水平及痛风的发病率。

尽管大部分蔬菜都适合痛风患者食用，但是我们还是希望痛风患者能够做好合理的热量和营养搭配。以下这些蔬菜更适合痛风患者食用。

◇ **含矿物质较多的蔬菜：**

尤其是高钾低钠的蔬菜有利于尿酸盐结晶的溶解和排出，更应该多食用：包括新鲜海带芽和海带、萝卜干、红萝卜、大豆、番茄、南瓜、菠菜、红豆、白萝卜、甘蓝、洋葱、豆腐等，尤其是天然绿藻和富含叶绿素的食物。

◇ **草酸含量少的蔬菜：**

草酸是生物体的一种代谢产物，经常进食草酸含量高的蔬菜，会升高草酸钙结石的患病率，促进或加重痛风的肾损害。草酸含量高的蔬菜有菠菜、竹笋、马齿苋等，痛风患者最好慎重对待。

◇ **富含维生素 C 的蔬菜：**

天然的维生素 C 更容易被人体吸收，从而起到降低血尿酸水平的作用。蔬菜中大都含有丰富的维生素 C，含量超过 100 毫克 /100 克的蔬菜有甘蓝、番茄、柿子椒等。

◇ **浅色的蔬菜：**

相比深色的蔬菜，浅色蔬菜的嘌呤含量更低。对于长期处于尿酸高时期的慢性痛风患者来说，选择浅色蔬菜可以更好地避免尿酸的轻微波动。

◇ **更能利尿的蔬菜：**

尿酸经肾脏代谢后，需随尿液排出体外。也就是说，排尿越多，排出的尿酸也就越多。冬瓜、丝瓜、白萝卜都有较好的利尿作用，痛风患者可以多吃。

蔬菜中含较高嘌呤者也鼓励摄入，菠菜等蔬菜例外

既然植物中的嘌呤含量对于我们的身体的影响并没有那么大，是不是菠菜、芦笋、莴笋、蘑菇、四季豆、花菜等可以放心吃呢？按照《痛风诊疗指南》所说，建议痛风患者限制嘌呤摄入量，主要限制动物性嘌呤的摄入量，对于植物性嘌呤的摄入量并没有做太多限制。

事实真的如此吗？首先我们来看看鼓励进食蔬菜对于痛风患者有什么好处吧！

◇ **进食大量蔬菜可以碱化尿液：**

试验表明，蔬菜大多呈碱性，进食大量蔬菜可以碱化尿液从而有利于尿酸排泄，一定程度上可以起到降低血尿酸水平，降低肾结石发病风险的作用。其原因在于尿酸在碱性环境中溶解度要超过酸性环境，碱化尿液可以抑制有机阴离子转运体功能，减少尿酸重吸收，增加尿酸排泄。

◇ **进食大量蔬菜利于减肥：**

蔬菜不仅营养丰富、热量较低，其丰富的膳食纤维还可以增强饱腹感，减少食物的摄入量，从而对于体重超重或肥胖的痛风患者有利。

◇ **进食大量蔬菜可以预防疾病：**

蔬菜富含纤维素、维生素，尤其富含丰富的钙、镁、钾等矿物质，可以预防

心血管疾病、代谢综合征及某些恶性肿瘤的发生。

正因为如此，《中国居民膳食指南》也建议多食用新鲜蔬菜，做到餐餐有蔬菜，每日摄入 300～500g 新鲜蔬菜。

但是，是不是因此就可以放心吃菠菜、芦笋、莴笋等嘌呤含量高蔬菜呢？为什么有些患者吃了这些蔬菜后痛风会发作呢？我们还是需要注意，尽管植物性嘌呤不会如动物性嘌呤那样直接转化为尿酸，但最终还是会代谢为尿酸，只不过时间稍微长一些。

有些人确实食用菠菜后痛风发作，是因为菠菜中含有大量的草酸，草酸容易和体内的钙以及尿酸盐结合形成肾结石，从而阻碍了尿酸的正常排泄，导致血尿酸值短暂飙升从而出现痛风发作。

其实不仅是菠菜草酸含量高，比如欧芹、四季葱、马齿苋、苋菜叶等都比菠菜的草酸含量高；此外，甜菜叶、甘蓝、四季豆、莴笋、菊苣、茄子、芹菜等也都属于高草酸食物。现在我们可以明确的是：菠菜、莴笋、芦笋等蔬菜导致尿酸高或者痛风的原因，并不是因为其嘌呤含量高，而是因为其含有大量的草酸。

换个说法就是，如果真出现食用菠菜后急性痛风性关节炎发作，建议先检查肾功能是否出现问题或者是否有肾结石；如果实在是很担心，建议发作期就不要吃了，间歇期也要少吃。

尽管蔬菜中的嘌呤含量普遍低，但要注意烹饪方法

前面我们讲解了蔬菜对于痛风患者而言，是我们理想的食物来源；但是含有草酸的菠菜等蔬菜，需要注意其可能导致肾结石从而抑制尿酸排泄。

不知道大家有没有注意到，我一直在强调的是鼓励痛风患者食用新鲜蔬菜，而不是让痛风患者所有的蔬菜都要吃。也就是说，只有新鲜的蔬菜才有利于降低尿酸和减少痛风的发作率，其他蔬菜则相对没有这个作用。其他蔬菜，主要指干菜或者腌菜，干菜通常以干菌类为主，腌菜也叫泡菜或酸菜，以绿叶蔬菜为主。

这些蔬菜如果大量食用，也可能会导致尿酸升高。

◇ **不建议多吃干菌类蔬菜：**

通常来说新鲜菌类蔬菜比如蘑菇、银耳、木耳等，嘌呤含量比其他蔬菜要高，如果是干菌类蔬菜，有些嘌呤含量甚至更高。水发后的菌类也不要多吃，浓菌汤嘌呤含量较高也不建议多喝，时下流行的蘑菇宴或菌汤锅建议尽量避免。

◇ **不建议食用腌制类蔬菜：**

蔬菜在腌制发酵过程中会产生乳酸，摄入过多后会与尿酸竞争性从肾脏排泄；蔬菜腌制过程中加入大量钠盐，钠盐摄入过多会导致肾脏负担加重，尿酸盐结晶沉积加速；蔬菜腌制时所含的维生素C会被大量破坏；腌菜中含大量的草酸和钙，食用后比菠菜更容易被人体大量吸收从而沉积在泌尿系统形成结石。

总之，对于痛风患者而言，基本上大多数新鲜蔬菜可以放心吃；对于嘌呤含量较高或者草酸含量较高的食物比如菠菜、甜菜等，就要注意食用量，只要不刻意多吃，其实没有太多的问题。

痛风患者如果实在是对于食用蔬菜不放心，那么"怎么吃要比吃什么还要重要"，也就是说吃蔬菜还是要讲究方法：

◇ **每日摄入蔬菜的量：**

痛风患者每日摄入蔬菜应该更多，每顿控制在250g左右；但并不建议完全素食，可以适当荤素搭配。

◇ **合理使用烹饪技巧：**

对于嘌呤含量高的蔬菜，可以采用先焯水或者煮后弃汤食用的方式，这些烹饪方式同样适用于含草酸高的蔬菜。

◇ **不同的蔬菜不同的处理方式：**

不建议使用煎、炸的高温烹饪方式，这样会导致蔬菜的类胡萝卜素、维生素C和抗氧化成分被分解破坏；可以采用焯水后凉拌的方式，对根茎类蔬菜可以选择蒸、煮的方式烹饪。

◇ **控制油和盐的用量：**

痛风患者每天的食用油量在20～30g，食用盐量在6g以下，与正常人一样，在做蔬菜时要注意控制油、盐以及酱油、豆瓣酱等用量。

◆ **控制葱、姜、蒜和辣椒：**

　　葱、姜、蒜、辣椒、韭菜等虽然嘌呤含量不高，但由于刺激性较强，容易诱发痛风急性发作，建议少吃，发作期不吃。

第五节 痛风患者怎么吃鱼？

"医生，我可以吃鱼吗？"

"医生，我可以喝鱼汤吗？"

"医生，哪些鱼可以吃？哪些鱼不能吃呢？"

患上痛风，不少人就开始注意饮食。有些痛风患者认为，高尿酸血症及痛风就不能摄入含有嘌呤的食物；有医生对痛风患者说："不要吃含高嘌呤的食物，尤其是鱼、肉、内脏。"实际上这有些矫枉过正。

鱼肉的嘌呤含量真的高吗？

人们常常会陷入饮食控制的误区：那就是坚持低嘌呤饮食，坚决不碰高嘌呤、中高嘌呤饮食。这样的结果是什么呢？严格坚持低嘌呤饮食仅能让血尿酸下降 60 ~ 90 μmol/L，也就是说，单凭拒绝高嘌呤饮食，痛风患者还是达不到尿酸值降到 420 μmol/L 以下的基础目标值；更能达到 360 μmol/L 以下的达标值。

鱼类是人们膳食中常吃的一类食材，味道鲜美；鱼肉含有大量可以帮助预防心脏病和高血胆固醇的成分。但鱼肉里面含有大量的嘌呤，可能会加剧痛风症状。所以在讨论是不是能吃鱼之前，我们还是先来了解一下鱼的嘌呤含量吧：

◇ **嘌呤含量高的鱼（> 150 毫克 /100g）：**

凤尾鱼、沙丁鱼、三文鱼、白带鱼、鲑鱼、鲢鱼、乌鱼、鲨鱼、带鱼、吻仔鱼、海鳗、鳊鱼干、白鲳鱼、秋刀鱼等。

◇ **嘌呤含量较高的鱼（75 ~ 150 毫克 /100g）：**

草鱼、黄花鱼、鲤鱼、鲫鱼、鳕鱼、黑鲳鱼、梭鱼、刀鱼、鳗鱼、鲻鱼及鳝鱼等。

◇ **嘌呤含量较少的鱼（< 75 毫克 /100g）：**

鲑鱼、鲋鱼、金枪鱼、鲈鱼、白鱼、鳜鱼等。

从鱼的嘌呤含量分类可以得知，大多数鱼类嘌呤含量较高，看上去似乎真的要避免食用。但是鱼也是优质蛋白质源，蛋白质是人体不可缺少的营养物质，适量食用不会影响营养均衡，可以以热量为单位，每日摄入 100 克以下，大概为 160 千卡。

太过于在意嘌呤，就容易营养不良，所以在食物的选择上，首先是保持营养均衡，其次才是考虑嘌呤的问题。对中高嘌呤的鱼类，我们应该具体问题具体分析，选择好摄入的时机、摄入的量和摄入的成分很重要。如果只是高尿酸并没有到痛风的阶段，不应该限制那么严格，控制量即可；而急性痛风期，较高嘌呤的鱼肉要限制摄入。

痛风急性期和间歇期吃鱼肉有区别

畜肉不如禽肉，禽肉不如鱼肉，吃鱼的好处显而易见。

即使是嘌呤含量较高和特别高的鱼肉，有时偶尔吃一点儿，也不影响尿酸的控制。只要不是每天大量吃就没有问题。如果每天都吃高嘌呤食物，也就意味着肾脏需要承受更大的排尿酸压力，更重要的是，这是不合理的饮食结构。痛风患者在急性期对于鱼类的摄入要注意，而对于超高嘌呤的鱼类还是尽量避开。

◆ **急性期选择嘌呤含量低的鱼：**

在痛风急性发作期，就应该停止吃嘌呤含量高的鱼类，尽量选用嘌呤含量低的，比如金枪鱼、鲈鱼、白鱼等。

◆ **间歇期也要避开超高嘌呤的鱼：**

常见的沙丁鱼、三文鱼、白带鱼、鲢鱼、乌鱼等超高嘌呤鱼类，虽然富含蛋白质，但嘌呤含量过高，不建议痛风患者吃。

◆ **中嘌呤的鱼可以适量吃：**

常见的草鱼、鲤鱼、鲫鱼、鳕鱼、梭鱼等中嘌呤鱼类，能提供蛋白质，是不饱和脂肪酸的理想来源，但不宜常吃，一般 10 天吃一次为宜，每次不超过 75 ~ 100 克。

如今我们对高尿酸人群的饮食控制要求，并不是去斤斤计较每种食物的嘌呤有多高，盘算多吃鱼或少吃鱼会有什么影响，而是在提醒大家，哪些食物具有威胁性，不能每天都吃。

我们建议，高尿酸及痛风患者控制嘌呤的总摄入量，而不是要控制某一种食物。高尿酸血症患者及痛风缓解期患者每日食物嘌呤的总量控制在低于 300 毫克，急性痛风期控制在不超过 150 毫克。

痛风患者吃鱼应注意以下几点

鱼罐头、鱼皮、鱼汤、鱼干等相对嘌呤更高，一般不在饮食选择范围内。如果要吃，也要用蔬菜中和一下，让蔬菜充分吸收鱼所含的嘌呤后再吃。痛风吃鱼的烹饪方法，可以采用清蒸、熘鱼片的方式；不建议生吃、红烧、炭烤、酸菜鱼、麻辣鱼或者油炸的方式。一般来说，痛风患者吃鱼要注意以下几点：

◇ **尽量不吃生鱼片：**

不少人喜欢吃刺身等，但是生鱼片没有经过高温杀菌，肉里面还有非常多的寄生虫，人吃后很容易出现细菌感染和腹痛等；生鱼片的食材大多数也属于高嘌呤鱼类，所以痛风患者尽量不要吃。

◇ **尽量不吃冷冻鱼：**

鱼类在冷冻的时候，嘌呤的含量会呈现上升的趋势，而这可能是跟鱼类死亡后的酶促反应有关，所以尽量不要吃冷冻鱼。

◇ **尽量不吃腌制的鱼：**

包括鱼罐头、腊鱼等在内，腌制的鱼含盐量高、油脂含量也高，吃腌制的鱼容易增加高血压、高血脂和癌症风险。

◇ **尽量不吃鱼内脏：**

部分鱼胆中含有强毒性的毒素，可能导致肝功能和肾功能出现问题；鱼子含有高嘌呤，所以尽量少吃；鱼肠等都属于内脏，建议痛风患者避开。

◇ **不要杀鱼后立即烹饪：**

买回家的鱼可以放在清水中养一下再烹饪，可以去掉部分鱼腥味；杀掉的鱼不要立即烹饪，因为鱼体内都含有一定有毒物质，所以应该在清水中浸泡，让鱼身上包括嘌呤在内的残留物质溶于水。

◈ **尽量不吃鱼汤：**

因为嘌呤容易溶于水，所以建议痛风患者少吃鱼汤或鱼火锅汤；鱼汤中加入的白菜、萝卜、洋葱等蔬菜也充分吸收了嘌呤，注意不要吃得太多；烹饪鱼时，可以先将鱼切成小块，在沸水中焯一下，让鱼中的部分嘌呤溶于水，然后将第一道汤弃去，再煮鱼汤。这样第二遍的鱼汤中很多嘌呤都已经去除，尿酸高的人也可以放心食用。

◈ **尽量不要空腹吃鱼：**

如果空腹摄入鱼肉，没有摄入碳水化合物不足以正常分解嘌呤，人体酸碱平衡就会失调，容易诱发痛风或加重痛风患者的病情；建议吃鱼的时候，还是要饭菜兼顾。

◈ **尽量不吃烤鱼：**

比起鱼汤而言，烧烤可能更能让嘌呤含量翻倍，所以还是希望出现尿酸高之后，尽量避免吃烤鱼。

对于痛风患者而言，缓解期可定量吃鱼肉类食物，但严禁一次摄入过多。包括低嘌呤鱼类在内，虽然所含的嘌呤较低，但食用量太多，也易造成体内的血清尿酸过高。鱼吃得过多，对健康也不利。

第六节 痛风患者怎么吃肉？

"医生，痛风患者能不能吃肉？"

"为什么您会问这样的问题呢？"

"因为我听说痛风患者要低嘌呤饮食，肉和鱼嘌呤不是都很高吗？"

"您是听谁说的呢？"

"不少书上都是这么说的啊，都说要低嘌呤饮食。"

"恐怕您的知识需要更新了。因为我告诉您，痛风患者是可以吃肉的。"

其实痛风患者一点荤腥不沾很难，而且长期不吃肉就可能导致营养失衡。

为什么有些朋友会在吃肉后出现急性痛风性关节炎发作呢？主要是如下三种原因：吃太多的肉，嘌呤摄入过多，肉类的嘌呤是可以直接转化为尿酸的；吃肉时喝酒，尿酸升高的同时，酒精还能导致尿酸排泄减少；吃肉时不注意肉的种类，有些肉的热量摄入过多，导致痛风急性发作。

如果能避开这些因素，实际上痛风患者也是能安全吃肉的。也就是说，在限制肉的摄入量的情况下，注意肉的选择与烹饪方法，做到如下这九点，您也能放心吃肉：

高嘌呤肉类避免吃

虽然对于痛风患者来说没有"绝对"不能吃的食物，但是有一种食物还是需要尽量避免，那就是嘌呤含量超过 150 毫克 /100g 的高嘌呤大餐。吃一顿高嘌呤大餐，就等于是朝着血液里直接打了一针尿酸，让血尿酸浓度飙升，很容易诱发急性痛风性关节炎发作。

高嘌呤食物主要包括哪些呢？动物内脏和脑组织等畜肉类，带鱼、牡蛎、蛤蜊等水产类，浓肉汤、火锅汤、大骨汤等浓汤类。这些对于痛风患者来说，稍不留神就可能导致嘌呤摄入量超标。

肥肉和瘦肉选瘦肉

痛风患者尽量选择瘦肉。肥肉和瘦肉主要区别肥肉的脂肪含量较高，而瘦肉的蛋白质含量较高。肉类脂肪主要是饱和脂肪酸，这种脂肪酸可以让血液中胆固醇含量增高，增加痛风患者心脑血管疾病的发生风险。此外，脂肪可以与尿酸形成竞争性排泄，从而导致尿酸排泄减少，所以要少吃肥肉。

通常来说，对于痛风患者而言，在急性痛风性关节炎期，要减少肉类的摄入量；而在发作间歇期可以选择瘦肉、鸡蛋、牛奶等。通常建议每日摄入瘦肉的总量控制在 50 克以内，鸡蛋可以吃 1 个，牛奶可以喝 240 毫升。

红肉和白肉选白肉

红肉和白肉是什么意思呢？其实就是根据烹饪前的颜色来区分的。如果烹饪前肉的颜色是红色的，那就是红肉，如猪肉、牛肉、羊肉等畜肉类；烹饪前肉的颜色是浅色的，就是白肉，如鸡肉、鸭肉等禽肉类及鱼类。

有研究表明，红肉和白肉对痛风及高尿酸血症患者的影响不一样，在传统饮食结构中，红肉的地位特殊，其不仅含有嘌呤，还含有丰富的饱和脂肪酸和胆固醇，可以增加痛风及其伴发疾病如肥胖症和心血管疾病的发病风险。

痛风患者应该限制猪肉、牛肉、羊肉等红肉的摄入，而对于嘌呤含量相对较低的家禽肉和淡水鱼肉可以适量多摄入；摄入家禽肉尽量不吃肉皮，因为家禽的皮中嘌呤含量高，皮下组织中的脂肪含量丰富。

选用油少的烹饪方式

对于痛风患者而言，烹饪方法也要尤其注意，在痛风患者中流传着一句话"吃肉不喝浓肉汤，吃肉要吃回锅肉"，这句话可供大家借鉴。

这里所说的"回锅肉"，此肉非彼肉。因为嘌呤容易溶于水，所以"回锅"

就是将肉先切好后焯水，这样可以减少40%～50%左右的嘌呤，然后再进行烹饪；此外，如果吃水煮肉，那么嘌呤大部分在汤水里，所以弃汤吃肉也可以减少嘌呤进入体内。

对于痛风患者来说，油煎肉、炸肉、烤肉、火锅煮肉等烹饪方式做的肉都不太适合，还是建议采用蒸、煮、微波炉加工等用油少还能去油脂和嘌呤的方式来加工肉。

适量进行荤素搭配

对于痛风及高尿酸血症患者而言，一日能量需要满足每日消耗，不能靠饥饿、节食等来减少嘌呤摄入；要在保持营养均衡的情况下，尽可能丰富自己的饮食，维生素、蛋白质、脂肪等合理摄入；肉蛋、蔬果也要合理摄入。

通常来说，不建议痛风患者单独加工肉食，而应该是荤素搭配烹饪。一般荤素比例是肉食:素食为1.25:8.75；如果做不到，也尽量保持三分荤、七分素，这样高嘌呤食物和低嘌呤食物联合加工，其嘌呤含量就不会显得太高。

建议的荤素搭配食谱包括：芹菜拌鸭丝、青椒炒牛肉、青椒炒鸭片、鱼香肉丝、冬瓜玉米焖排骨、清蒸鲫鱼、熘鱼片、苹果炒鸡柳、瘦肉炒圆白菜、羊肉炖萝卜、番茄烧牛肉、清蒸草鱼、木耳炒猪血、青椒炒鸡蛋等。

做肉尽量用植物油

有些朋友做饭喜欢用猪肉、牛油等，四川的朋友们喜欢吃牛油火锅。其实对于痛风患者来说，烹饪食物还是适量用植物油，少用动物油，为什么呢？这就是我们前面说的饱和脂肪酸和不饱和脂肪酸的区别。

植物油主要成分是高级脂肪酸和甘油生成的脂，包括软脂酸、硬脂酸、油酸和不饱和脂肪酸；动物油则含饱和脂肪酸和胆固醇较多。相比之下，动物油比植物油的热量、胆固醇要高，除了容易导致尿酸增高外，长期过多食用还可能导致血脂高等问题出现。

饮食保持合理的脂肪比例，不但可以带来饱腹感，还能够保证必需脂肪酸的摄入，可以维持正常的内分泌功能，一般建议痛风患者每日食用植物油在 30g 左右。

少用刺激的调味品

强烈刺激的调味品或香料，主要包括辣椒、咖喱、胡椒、花椒、芥末、生姜等，能够刺激和兴奋自主神经，导致痛风急性发作。

当然，对于青椒、彩椒等辣椒，痛风患者还是可以适量食用的。因为这些食物嘌呤含量低、刺激性不强、含有丰富的维生素，一般来说医生建议根据调料的刺激程度来进行合理的选取。在痛风缓解期，也可以恰当、少量食用辛辣刺激的调味品。

少用高盐的调味料

含钠高的调味品，主要包括食盐、味精、酱油等。钠盐所提供的钠离子可以促使尿酸转化为尿酸盐从而沉积在关节，促进痛风发作。

需要注意的是有不少人做菜喜欢放鸡精，但是鸡精中含有丰富的核苷酸和盐分，能够加重痛风患者病情。不仅如此，包括豆豉、腐乳、豆瓣酱、辣椒酱等发酵制品，这些食物中嘌呤含量较高，而且盐分很高，在烹饪肉类食物时要注意尽量少量使用。

通常建议，痛风患者每日食用钠盐总量低于 6g，如果您患有高血压、冠心病、肾脏病变等，钠盐还应该继续控制，一般在 2 ~ 5g 以内。

少吃火腿等加工肉

火腿、腊肉、腊鱼、腊肠、热狗等加工肉制品，包括咸蛋在内，因为加工的方法需要使用钠盐，所以钠盐含量较高；这些加工肉制品因为长期风干或者腌制，单位肉类的嘌呤含量也比新鲜肉要高。一般建议痛风患者尽量减少加工肉类的食用。

常常被大家忽略的是，包子、饺子中的肉馅，其因为肥瘦兼具，而且含有丰富的肉汁，嘌呤含量也不是一般肉类能比，所以也不建议痛风患者多吃。如果要吃，建议馅料丰富、荤素搭配，比如猪肉白菜馅、牛肉芹菜馅等，可以适量食用。

总而言之，痛风患者是可以吃肉的。"不吃肉痛风照样能发作"，因为即使再严格的低嘌呤饮食，也仅仅能降低血尿酸 $60 \sim 90 \mu mol/L$，这对大多数痛风患者而言是无法让血尿酸达标的。但是吃肉要适量，因为饮食控制也是痛风非药物治疗的组成部分之一，与药物治疗相辅相成，对于痛风的长期管理来说是必不可少的。

第七节 痛风患者怎么吃水果?

……地想去通过饮食控制降尿酸，为此想了不少方法，如完全不吃肉，一日……尿酸，尤为明显的一种说法就是，水果不会让尿酸升高，痛……尿酸，更能让尿酸降下来。

必须承认水果中确实富含我……供等营养素，从膳食平衡的角度来说，无论健康正常的人，还是高尿酸血症及痛风患者，每天都可以适量地吃一些水果。但是不是可以无限制地吃呢? 在不考虑"肚皮"的情况下，我给出的答案还是"NO"。

水果嘌呤含量低,但果糖含量高

不少痛风患者认为简单地通过食用某种水果就可以降尿酸时，他们常常忽略的一个事实就是："水果的果糖含量其实是非常高的!"

果糖是引起高尿酸血症和痛风的原因之一，这几年才被风湿免疫科的专家们提到一个值得重视的高度。简单的总结就是，水果中的大量果糖可以加速尿酸合成，还可以通过增加胰岛素抵抗以及循环胰岛素水平，间接增加血尿酸水平。如果细细分析原因，主要包括以下几点:

◆ **果糖能促进嘌呤合成:**

水果中所含的果糖进入人体后，会转化为合成嘌呤的底物，促进嘌呤的合成，而嘌呤是生成尿酸的"原材料"，因此过多的果糖就会导致尿酸生成增多。

◆ **果糖能导致腺嘌呤核苷酸生成增加:**

水果中所含的果糖代谢 100% 通过肝脏代谢，果糖在肝脏磷酸化的过程，也是 ATP 磷酸根消耗的过程。磷酸根的消耗限制了 ADP(腺苷二磷酸)再生为 ATP(腺苷三磷酸)，于是让尿酸生成的另一种"原材料"AMP（腺苷一磷酸）得到增加。

◈ 果糖能导致尿酸排泄减少：

水果中的果糖可以刺激长链脂肪酸的合成，导致高甘油三酯血症，从而引为机体对胰岛素的敏感性降低，形成高胰岛素血症，而胰岛素升高会促进……方面来吸收和减少尿酸的排出。

也就是说，水果中的果糖可以通过……摄入过多的果糖不仅不利于高尿酸血症升高血尿酸水平。如果……及痛风病情的控制，还会让肥胖、血脂异常、糖代谢异常等代谢性疾病发病风险增加。

水果不能敞开吃，但可以适量吃

大多数水果对于我们来说属于健康食品，但是当我们了解了水果中的果糖与尿酸的关系后，也许有些人就开始"傻眼"了：之前被水果的嘌呤含量较低"蒙蔽了双眼"，现在又被水果中的果糖"糊涂了内心"。

是不是因为水果中的果糖存在着升高尿酸的风险，那么以后就不能再吃水果了呢？并非那么一回事。痛风患者对食物要"敬畏"，但是也不能矫枉过正。意思是什么呢？没有必要因为水果含有果糖这个"瑕疵"，就去否认水果对于我们营养的补充；不要因此和水果"划清界限"，而是本着"治病救人"的态度来利用水果的优点为我所用，应合理、适量、适当地食用水果。

《中国居民膳食指南科学研究报告（2021）》指出：我国居民人均水果摄入量仍然较低，摄入量较高的城市人群仅为 55.7g/d……水果的适量摄入可以降低心血管疾病以及胃癌、结直肠癌、食管癌等消化道肿瘤的发病风险；水果摄入量每增加 80g/d，心血管疾病风险下降 12%；每增加 100g/d 水果的摄入，能降低消化道肿瘤 6% 的风险。

也就是说，对于痛风患者或是普通健康人群而言，水果的摄入不仅仅是满足营养的需要，还可以降低一些疾病的发病风险。对于痛风患者来说，水果是可以适量摄入的，至于该如何"适量"，我们按照《中国居民膳食指南》建议：成人每天摄入水果 200 ~ 350g。而根据《高尿酸血症与痛风患者膳食指导》：建议限制食用含较多果糖和蔗糖的水果。两者综合便是，建议痛风患者摄入适量的低果糖水果 200 ~ 350 克 / 天。

水果应该怎么吃，给您五个建议

水果能补充人体所需的营养，实际上适量地摄入水果，不仅不会增加尿酸的生成和抑制尿酸的排泄，而且还能促进尿酸排出体外，这对痛风患者是大有裨益的。

一般推荐成人每天吃 200 ~ 350g 水果，痛风患者可以在这个范围内选择低糖的水果。但是就这么简单吗？其实也不是这么简单。对痛风患者给出的吃水果的原则是：适合吃高钾、低果糖水果。主要有以下几点建议：

◇ **按果糖来区分哪些水果少吃、适当吃和多吃。**

果糖及其代谢方式和葡萄糖不同，过量食用就会让果糖摄入过多导致尿酸生成过多。那么就要尽量选择食用果糖含量低的水果，如西瓜、橙子、杏、柠檬、桃子、李子、枇杷、菠萝、草莓、蓝莓、木瓜、小番茄等。

◇ **按含钾量来适当选一些高钾水果进行食用。**

钾有助于尿酸排出体外，除了蔬菜外，水果也是钾的良好来源。一些水果中的含钾量完全可以和蔬菜媲美，常见的高钾水果包括香蕉、杏、桃子、哈密瓜、石榴、沙棘、无花果、枣、樱桃、山楂、鳄梨、椰子等。在考虑果糖含量外，如果是高血压患者则需要慎重考虑高钾水果的适量摄入，要避免出现高钾血症。

◇ **不要用鲜榨果汁代替鲜水果食用。**

有些痛风患者喜欢喝果汁，认为不放糖的鲜榨果汁是纯天然的，而且有利于降尿酸。但是鲜榨果汁和鲜果相比，容易一不留神摄入过量导致热量超标；而且鲜果汁中的纤维遭到破坏，对于人体健康的益处要低于鲜水果。

◇ **痛风间歇期可以适当摄入含维生素 C 多的水果。**

维生素 C 能在一定程度降低血液中的血尿酸水平和促进体内尿酸盐结晶的

溶解和清除，一般推荐痛风患者适当摄入酸枣、黑加仑、番石榴、猕猴桃等富含维生素 C 的水果。但是在痛风急性期，有些富含维生素 C 的水果可以导致急性痛风性关节炎炎症加剧，所以急性期要注意避免食用。

◆ **吃水果也要注意日常的饮食习惯。**

对于痛风患者而言，不建议无限制地吃，不建议短时间内大量地吃；也不建议用水果代替蔬菜吃，更不能拿水果当饭吃；起床后不要吃水果，建议饭后再吃水果；但饭后不要立即吃，而是要 1～2 小时后再吃水果；水果不要放冰箱冷冻，要削皮后再吃。

第八节 痛风患者能不能喝酒?

"医生，痛风是不是不能喝酒？"

"是的，尤其是啤酒和白酒，能不喝就不喝！"

"我喝了几十年的酒，怎么戒嘛？这不是要我的命吗？"

"慢慢戒，先少喝一点，再减少量，总会戒掉的。"

"怎么可能戒嘛。朋友聚会要喝，领导应酬要喝，不可能不喝啊，别人都晓得你喝酒。医生，是不是可以喝一天停一天？"

您有没有像这样询问过医生呢?就喝酒的问题,您是否希望有一种酒不会升高尿酸或者诱发痛风急性发作呢?

事实上,酒是诱发痛风的危险因素之一。酒精摄入量多,痛风的发病风险也会"水涨船高";部分酒类中含有嘌呤,摄入量增加,也会让尿酸生成增多。

饮酒导致尿酸升高,但不仅仅是酒的问题

过去,我们一说起痛风的元凶,有不少人会自然而然地想到"啤酒配火锅""啤酒配海鲜"，认为啤酒含有大量的嘌呤导致痛风。实际上,虽然啤酒的嘌呤确实要高于白酒、红酒等酒类,但请不要误以为就可以饮用嘌呤含量相对较少的酒类。

为什么医生建议痛风患者尽量不喝酒呢？因为酗酒对痛风的影响可能要比饮食严重得多,尤其是啤酒、黄酒和白酒。研究表明,大量饮酒（ > 84g/ 天 ）与痛风石患病率呈正相关。这其中的原因主要包括以下几点：

◇ **酒精促进尿酸生成:**

酒精可以促进尿酸的原料腺苷三磷酸（ATP）分解，从而转化为尿酸，促进尿酸的生成。

◇ **酒精能降低尿酸排泄:**

酒精在肝脏分解代谢可以让血乳酸浓度增高,乳酸在肾小管与尿酸形成竞争,抑制尿酸被肾脏分泌,降低尿酸排出。

◇ **酒精本身含有嘌呤：**

黄酒和啤酒本身都富含易于被人体吸收的鸟嘌呤核苷酸，也能增加尿酸的生成。

◇ **酒精影响血液酸碱度：**

酒精代谢升高乳酸浓度，乳酸同时也能降低血液酸碱度，让尿酸溶解度下降，从而促使尿酸盐析出晶体。

◇ **饮酒同时也容易食用高嘌呤食物：**

饮酒尤其是酗酒，容易食用大鱼大肉等高嘌呤、高蛋白饮食，引起血尿酸迅速波动，造成痛风急性发作。

◇ **饮酒之后容易关节受凉：**

尤其是酗酒后，常常会出现外伤，四肢末端体温也可能更低，这些也都是诱发急性痛风性关节炎的因素。

有这样一项研究，进食高嘌呤食物而不饮酒与摄入同样饮食并大量饮酒相比，后者由于酒精代谢产生的乳酸暂时阻止了肾脏对尿酸的排泄功能，从而引起血尿酸水平更大幅度地升高。所以说医生为了让患者降低体内的尿酸值，常常建议患者尽可能戒酒。

没有适量饮酒的说法，酒对身体的危害你无法想象

有人说，适量饮酒有益健康。但实际上并非如此，世界卫生组织明确指出酒精饮料为 1 类致癌物。有数据显示，在全球每年因各种原因死去的 3 200 多万人中，喝酒直接导致死亡的人数占 280 万人；根据 2016 年的统计数据显示，中国每年有 70 万人死于喝酒，其中男性占 65 万人左右。

前面我们说了喝酒与痛风的关系，其实对大多数人而言，或许喝酒和酒精肝的关系更为人熟知。根据一份酒精性肝病流行病学调查显示，在成人群体中，酒精性肝病患病率在 4.3% ~ 6.5%，其中 40 ~ 49 岁人群患病率高达 10%。

喝酒对人体的影响有多大呢？我们来了解一下。

◈ **大脑：**

酒精伤害大脑，常见的是头晕目眩；酒精可以让大脑皮质萎缩，造成大脑功能障碍和意识障碍；酒精对大脑的影响为慢性酒精中毒，记忆力减退、中风、老年痴呆、癫痫发作、大脑萎缩性痴呆、小脑退化、末梢神经病等。

◈ **口腔：**

酒精伤害味蕾，可以造成味觉障碍；酒精伤害口腔，过量饮酒者的口唇和口腔癌患病率要高于常人。

◈ **鼻子：**

长期酗酒可引起阻塞性睡眠呼吸暂停综合征等。

◈ **骨骼：**

酒精伤害骨骼，造成体内钙流失；酒精可以让骨质疏松、骨折、股骨头坏死，出现痛风、类风湿关节炎和骨关节炎等。

◈ **心脏：**

酒精可以导致血流变化，造成血压变高；酒精可以引起心肌纤维变性、心肌炎、动脉粥样硬化、房颤、高血压性心脏病、缺血性心脏病等。

◈ **肝脏：**

酒精可以导致酒精性脂肪肝、酒精性肝炎、肝纤维化、酒精性肝硬化、肝癌等。

◈ **胃：**

酒精可以破坏胃黏膜屏障，导致出现急性胃炎、慢性胃炎、胃溃疡等。

◈ **胰腺：**

酒精可以促进胰液分泌，短时间内分泌大量胰液会使胰腺泡破裂，导致胰腺的自行消化，引起急性胰腺炎。

◈ **生育：**

酒精可以导致男性、女性的生育能力受影响，酗酒不利于下一代，有可能出现胎儿畸形、婴儿酒综合征、先天性心脏病等。

◈ **癌症：**

酒精导致的癌症主要包括口咽癌、喉癌、食管癌、肝癌、结肠癌、直肠癌、乳腺癌、皮肤癌、前列腺癌、胰腺癌等。

◆ **其他：**

饮酒过量可能导致机动车肇事、意外跌落、火灾、溺水等意外伤害事件，此外还能导致家庭不和谐、工作不顺利、容易打架斗殴和自残等。

当然，有些人认为补充维生素可以加快酒精分解；催吐可以减少酒精摄入；吃解酒糖可以快速醒酒；吃保肝保胃的药可以减少酒精对内脏的伤害……其实这些并不科学，有时候可能会让身体受到更大的伤害。减少酒精伤害别无他法，不让它找机会进入身体是唯一的方法。

酒类确实含嘌呤，但啤酒的嘌呤含量未必高

前面我们明白了酒对于痛风患者的影响，主要是酒精和部分含嘌呤的酒的影响。那么，目前我们常见的酒主要包括白酒、啤酒、红酒、黄酒、米酒、洋酒、药酒等，这些酒的嘌呤含量如何呢？

就嘌呤含量而言，白酒＜洋酒＜红酒＜药酒＜米酒＜啤酒＜黄酒。从制作工艺来说，酒有蒸馏酒和非蒸馏酒两类，其中蒸馏酒比如说白酒、洋酒等，经过蒸馏后，嘌呤含量低；而非蒸馏酒，比如米酒、药酒、黄酒、啤酒等，嘌呤含量相对较高。但是蒸馏酒普遍乙醇含量较高。

在所有的酒中，啤酒属于公认的嘌呤含量较高的酒类，虽然有些啤酒嘌呤含量仅为8毫克/100g，而且酒精度才几度。啤酒中富含更容易被人体吸收的鸟嘌呤，从而让啤酒对痛风患者的危害要高于其他酒类。而且因为啤酒酒精度数低，很容易一不留神就会喝多。

有人说，可以饮用红酒，因为红酒中有一种成分叫作槲皮酮，这种成分有明显的抗氧化和抗凝作用。一方面槲皮酮可以减轻酒精对尿酸的影响，另一方面可以保持血管弹性与血液畅通。那么红酒是不是真的这么安全呢？

就酒类对痛风的影响来说，危险性从高到低依次是黄酒＞啤酒＞白酒＞红酒。如果痛风患者确实需要喝酒助兴，或者小酌怡情，或者是因为工作关系要参加酒

局，或者由于社交关系要喝上两杯，建议可以适当喝红酒。日常饮用红酒的量控制在 50 毫升以内，可以用带有刻度的酒杯，以免饮酒"过量"。

有些场合无法避酒，痛风患者该怎么办？

痛风患者常常感到难以戒酒，一来可能因为有酒精依赖，二来可能因为酒精平常也对患者而言起到了缓解压力或社交的作用。遇到这种情况该怎么办呢？尤其是节假日期间、有些聚会的场合还是避不开喝酒。我给出的建议有这些：

◆ **设立不饮酒日：**

对于每天都有饮酒习惯的人，可以为了减轻肝脏负担，设立不饮酒日，以保护肝脏。

◆ **必须饮酒场合饮酒要适量：**

在痛风间歇期限制饮用含酒精饮料的总量，尤其是啤酒、黄酒和白酒；总体饮酒量男性不超过 2 个酒精单位 / 天，女性不超过 1 个酒精单位 / 天，根据世界卫生组织数据显示，每一酒精单位含有 14 克纯酒精；如果可以的话，躲不开的酒局也建议适量喝红酒，但最大量也不应超过 100 毫升。

◆ **急性期不建议饮用任何酒：**

急性痛风性关节炎发作期，药物尚未完全控制的痛风、痛风石及慢性痛风性关节炎患者，应该避免酒精的摄入，以免因为酒精导致疼痛加剧、疼痛时间变长和疼痛不被控制；急性期相关消炎镇痛药物也不能和酒精一同服用，避免出现不良反应。

◆ **饮酒要拒绝美酒搭美食：**

我们认为痛风患者间歇期每日控制嘌呤总摄入量应在 300 毫克以内。在喝酒时如果搭配烤肉、火锅、动物内脏、海鲜、腊货等，那么痛风的危险度就会飙升。

◆ **饮酒后要注意休息：**

饮酒的同时要多喝水，在酒后要注意休息，不要"发酒疯"，避免通宵玩乐过度疲劳；同时避免酒后关节受凉，保护好关节，让痛风发作的可能性减少。

对于痛风患者而言，以上建议也只是对有喝酒习惯的人退而求其次的规劝，而不是说在这个场景下喝酒就对健康没有危害。为了避免尿酸升高诱发痛风发作，还是应尽量拒绝饮酒。

最后给大家的建议是：能不喝酒就不喝酒。如果您正在服用治疗痛风降尿酸的药物，更不要饮酒，因为饮酒有可能影响药效或增强药物的副作用和毒性，严重时可能造成生命危险。

第九节 痛风患者能不能喝饮料？

在饮食因素中，常常容易被我们忽视的，不是高嘌呤食物的问题，而是"痛风或高尿酸血症患者喝什么"的问题。经常会有朋友问的问题包括：

"医生，我可以喝苏打水吗？"

"医生，我能够不喝白酒改喝啤酒吗？"

"医生，我可以喝奶茶吗？"

"医生，我习惯了喝茶，我痛风了能继续喝茶吗？"

今天，对于我们日常喝的饮料，尽量做一个"盘点"，下面这 15 种饮料，有的建议尽量不喝，有的建议可以喝但要少喝，有的建议可以正常喝但也要喝之有度。希望大家看完之后能有所得。

五类饮料不喝，因为可能让尿酸增高

以下这五类饮料，因为其可能导致痛风急性发作和尿酸升高，所以建议尽量避免饮用。

◇ **酒：**

无论是啤酒、白酒，还是黄酒、红酒，只要是含有乙醇的饮品，过量摄入均对痛风不利。建议所有痛风患者都严格限酒，高尿酸血症患者可以适量饮用红酒，但每日尽量不超过 50 毫升；急性痛风性关节炎期、慢性痛风石性痛风、药物未完全控制的痛风患者，应该尽量避免酒的摄入，红酒也不例外；如果有必须饮酒的场合，不建议同时食用烧烤、火锅、动物内脏、甲壳类海鲜等高嘌呤食物，建议酒后注意休息，注意关节避免出现外伤和受凉。

◇ **碳酸饮料：**

碳酸饮料五花八门、品种丰富，对痛风患者的影响包括：①部分碳酸饮料含果葡糖浆或玉米糖浆，这些单糖影响嘌呤代谢和尿酸的排泄，导致尿酸水平升高；②部分碳酸饮料含有磷酸，磷酸摄入过多影响钙的吸收，容易导致骨骼发育缓慢和骨质疏松；③碳酸饮料容易导致肾脏代谢异常，诱发肾结石，让肾脏受损的同时影响肾脏排泄。建议痛风急性发作期、痛风石患者应该避免碳酸饮料的摄入；高尿酸血症患者应该减少碳酸饮料的摄入频率和摄入量；如有发生尿酸盐结晶造成骨质破坏、出现骨折，或青少年以及老年高尿酸血症及痛风患者，应该尽量不喝碳酸饮料；合并有肥胖症、糖尿病患者，应该避免喝碳酸饮料。

◈ **果汁：**

果汁饮料分为纯果汁饮料和含果汁的饮料，有些人经常问，痛风患者能不能喝果汁？我的答案也是否定的。主要是因为：①无论哪种果汁饮料，其中所含的果糖均较多，果糖会间接升高尿酸；②纯果汁饮料在加工过程中丢失了几乎所有的纤维素和包括维生素 C 在内的营养成分，相比水果而言其营养已经大打折扣；③含果汁的饮料中含有一定的人工色素，对于人体影响较大。建议直接吃枇杷、樱桃、西瓜、柠檬、杏、李子等低果糖的新鲜水果；建议痛风及高尿酸血症患者避开含果汁饮料，尤其注意其配方表中的纯果汁、色素及糖的成分；建议青少年儿童尽量少饮用含糖量高的果汁；高尿酸血症及痛风患者如饮用鲜榨果汁，建议每日不超过 100 毫升。

◈ **功能饮料：**

功能饮料的成分包括维生素、矿物质、牛磺酸、电解质、葡萄糖等，一般适用于长期且运动量大的人群，不适合日常生活中的健康人群当作补水饮料饮用，功能饮料饮用过多的影响包括：①功能饮料中含有果糖，果糖在肝脏代谢消耗大量三磷酸腺苷，增加尿酸生成；②功能饮料含中枢神经兴奋剂，长期饮用可能导致睡眠不足、压力较大；③功能饮料中的钠含量丰富，长期饮用容易增加心脏负荷，导致血压升高；④功能饮料中的维生素 C 含量丰富，摄入量过大容易出现维生素 C 依赖。对于特殊人群而言，功能饮料能够缓解疲劳和补充营养素；对于普通人而言，切勿"揠苗助长"采用功能饮料消除疲劳。如果确实需要摄入功能饮料，也尽量不要一次摄入过多或摄入"成瘾"；摄入功能饮料后，还要注意多喝水。

◈ **奶茶：**

年轻人尤其爱喝奶茶，但是我们要注意奶茶中所含的营养成分本身并不高，而且部分成分可能造成尿酸升高：奶茶所含的果糖会导致胰岛素抵抗，也会间接导致血尿酸排泄减少；奶茶含有高脂肪，也与胰岛素抵抗呈正相关，可以引起身体的代谢紊乱，引发高血脂、高血压等代谢性疾病的发生；奶茶中所含的咖啡因较多，容易导致代谢紊乱，影响睡眠。如果想过嘴瘾，喝一杯奶茶导致痛风急性发作的风险其实并不大，可以偶尔喝一下；注意含有奶精、奶油、香精、乳化剂等混合物的奶茶，尽量要避开喝；可以适量饮用不含奶精、采用低脂牛奶制成的奶茶；频繁饮用奶茶的习惯需要改掉。

五类饮料少喝，可能加重肾脏负担

对于痛风患者而言，限制摄入的饮食并不是十分严格，比如部分肉类和海鲜，在痛风急性期外还是可以适量摄入。而部分饮料也是如此，可以喝的同时要注意其所含的成分以及自己是否有相关的合并疾病。

以下五种饮料痛风患者可以喝但要少喝：

◈ **酸奶：**

从目前研究看，乳制品摄入和降低血尿酸水平存在有一定的相关性，所以对于痛风患者而言，适当摄入乳制品有利于身体健康，但是酸奶要适量摄入，这是因为：①全脂酸奶所含的脂肪会阻碍肾脏对尿酸的排泄，同时也能造成肥胖和代谢紊乱；②部分酸奶中含有果糖，容易造成尿酸生成过多和排泄减少；③酸奶中含有丰富的乳酸，乳酸摄入过多会影响体内尿酸的排泄，造成尿酸增高。建议选择酸奶时尽量选择脱脂、含糖量较少的酸奶；如果有乳糖不耐的情况，需要选用免乳糖奶替代，尽量不要用酸奶代替牛奶，尽量减少酸奶的摄入频率。

◈ **咖啡：**

咖啡在一定程度上可以降低血尿酸水平，有利于减少痛风发作及血尿酸升高。其可能的原因是咖啡因及其代谢产物竞争黄嘌呤氧化酶模拟别嘌醇的降尿酸机制，以及咖啡中的抗氧化物和微量元素可以促进尿酸排泄。但是痛风患者摄入咖啡要适量，主要原因在于：①大量饮用咖啡可以导致血钙丢失及增加骨质疏松的风险，痛风本身也是骨质疏松的危险因素；②含糖与奶精的咖啡，不利于控制体重和血脂；③含咖啡因多的咖啡兴奋作用较强，会影响睡眠，休息不好也容易诱发痛风发作和代谢紊乱。习惯饮用咖啡的痛风患者要注意摄入低糖或无糖、低奶精、低咖啡因咖啡；不建议晚上大量饮用咖啡；没有饮用咖啡习惯的人不建议通过饮用咖啡降尿酸，因为其降尿酸作用轻微。

◈ **浓茶：**

茶有类似咖啡的降尿酸机制，但是茶中同时含有升高血尿酸的成分，二者相互作用抵消，饮茶对血尿酸水平无显著影响。①茶尤其是绿茶的消耗与卒中、糖尿病的发病风险下降及血脂、血糖、腹型肥胖和血压的改善相关；②需要注意茶饮料中所含的果糖；浓茶中所含的咖啡因较高，与咖啡一样可能影响睡眠，导致作息紊乱。习惯饮茶的患者不要饮浓茶；可以饮用红茶、绿茶、白茶等淡茶，对于冰红茶等人工茶饮不建议痛风及高尿酸血症患者饮用。

◈ **苏打水：**

有人看到医生经常给痛风患者使用小苏打，就想当然认为苏打水有利于碱化尿液和预防尿酸性肾结石，其实苏打水还是要慎重喝，尤其是市面上常见的苏打水，原因在于：不是每一位痛风患者都需要碱化尿酸，当尿 pH 值在 6.2 ~ 6.9 就可以不用碱化尿液；苏打水碱化尿液的可能性较小，其所含碳酸氢钠成分剂量并不够；部分苏打水含糖和含钠量较高，容易引起尿酸升高及对血管造成影响。建议可以适当喝无糖、无气泡的天然苏打水，但要根据是否需要碱化尿液的情况饮用；如果有胃肠道疾病、肾功能不全或已经有肾结石，建议谨慎饮用，以免增加肾脏负担；注意部分苏打水的钠含量，避免钠摄入过多。

◈ **气泡水：**

气泡水尤其是标明"0 糖 0 脂 0 卡"的气泡水近两年持续风靡，气泡水和苏打水并不相同，气泡水含有的更多还是二氧化碳。气泡水对痛风患者的影响包括：部分气泡水含有较多的人工代糖，如赤藓糖醇、三氯蔗糖，尤其三氯蔗糖的糖分较高，容易刺激胰岛素分泌，导致代谢异常；气泡水所含二氧化碳可能产生胀气；部分气泡水含钠、钾等，对于痛风合并高血压或肾脏疾病患者不利。建议选用天然气泡水而非人工气泡水饮用；饮用气泡水并不能起到碱化尿液的作用；气泡水不能代替日常饮用水饮用。

五类饮料可以喝，但是也不要贪多

每次我提出某些不能吃或者某些不能喝时，有痛风患者就会提出质疑："医生，我这也不能喝，那也不能喝，你要我喝西北风吗？"其实并非如此，我的初衷还是建议能够适当控制某些饮食，尽量减轻对痛风及高尿酸血症患者造成不良影响。

以下五种饮料对于痛风患者而言，不仅对痛风及高尿酸血症的控制没有不利影响，而且有些还有利于减少尿酸生成和促进尿酸排泄，我们一起来看看：

◇ **牛奶：**

牛奶嘌呤含量极低，每 100g 牛奶所含嘌呤含量大多低于 15 毫克，牛奶的好处还包括含有丰富的优质蛋白质和钙。对于痛风患者而言，有研究表明，痛风的发病率随着低脂或脱脂奶制品的摄入的增加而降低，每日摄入脱脂或低脂牛奶 ≥ 240 毫升，痛风发病风险普遍降低，这与牛奶中所含的微量元素、酪蛋白等相关。此外，牛奶的摄入可以预防骨质疏松、降低心血管疾病及代谢综合征的风险。建议摄入牛奶以低脂或脱脂新鲜牛奶为主；不建议摄入奶茶、果汁牛奶以及用牛奶饮料等代替；建议每日摄入牛奶在 240 ~ 300 毫升，饮用也要适量。

◇ **豆浆：**

因为豆类和部分豆制品所含嘌呤成分较高，一直以来有不少医学专业人士和公众相信豆类可以增加痛风的发病率和诱发痛风急性发作的风险。但是，目前的研究表明，豆制品包括豆浆、豆腐等可以降低血尿酸水平及痛风的发病率，主要原因在于豆浆在被加工后部分嘌呤成分丢失，其已变成低嘌呤食物；豆浆含有丰富的蛋白质、纤维素、维生素及矿物质，可以降低心脑血管疾病的发病风险；豆浆中含有促进排泄尿酸的物质，同时含有大量水分。建议适当摄入豆浆，每日摄入在 200 毫升左右；不建议摄入加入糖或干果的豆浆，痛风患者可以喝纯豆浆；

对于合并有肾脏疾病如肾结石、慢性尿酸性肾病的痛风患者，摄入豆浆需要谨慎。

◈ **蔬菜汁：**

现在不少人喜欢健康饮食，尤其是饮用果汁或蔬菜汁等，也成为不少人的习惯。痛风患者多吃蔬菜和水果是正确的"姿势"，通过喝蔬菜汁当然可以碱化尿液、有利于尿酸排泄；另外也可以吸收维生素和矿物质，对改善痛风有一定的作用，同时也可以预防心血管疾病、代谢综合征等。但是并不建议用蔬菜汁来代替蔬菜，因为在加工过程中会有营养成分的丢失；喝蔬菜汁不建议放糖。

◈ **白开水：**

对于痛风患者而言，多喝水是比较简单、实惠和有效的方式，尿酸高的患者有90%出现尿酸排泄减少，而想促进更多的尿酸排泄，就要保证每日的排尿量能在2 000毫升以上，建议痛风患者每日保证2 000毫升以上的白开水饮用量；建议每日分次饮水，尤其是两餐之间、运动前后要及时补水；如果在夏天有出汗，也要及时补水，但是一次不要喝太多的水，以免增加肾脏负担；饭前和饭后也不适合立即补水。

◈ **矿泉水：**

矿泉水和白开水对于痛风患者而言，作用几乎相同。但是有些人认为矿泉水属于"碱性水"，能缓解或治疗痛风，这样的说法是错误的。首先矿泉水的"碱性"几乎微乎其微，一般来说其大多情况下呈中性；其次矿泉水其实微量元素等含量并不多，也对人体起不到补充微量元素的作用。矿泉水可以喝，但是不要相信矿泉水能够碱化尿液或者缓解痛风。

第十节 痛风患者怎么喝水？

痛风科医生常常交代患者："多喝水，管住嘴，减减肥，迈开腿。"多喝水往往排在第一位。多喝水的目的是促进体内尿液排泄，但是不少高尿酸血症和痛风患者对此常常有疑问，多喝水真的可以降低体内尿酸值吗？痛风患者该怎么喝水呢？

多喝水是如何降尿酸的？

尿中尿酸排出量与肾脏的功能状态及饮食中的嘌呤含量有关。痛风时，由于尿酸生成增多，尿中的尿酸排出量也相应增多，可以超过 1 000 毫克 /24 小时。但是这是在肾脏功能正常的情况下。如果痛风患者的肾功能减退，则尿中尿酸的排出量可能减少或者不升高。

健康的成年人，如果吃高嘌呤的食物，那么尿中尿酸排出量必然多于低嘌呤食物，不过这种因饮食不同而引起的尿酸排出量改变，大多在 400 ~ 900 毫克 /24 小时的范围内波动，很少有超过 1 000 毫克 /24 小时的。

多喝水能降尿酸主要表现在以下方面：

◆ **尿酸溶解于尿液：**

尿量与尿的酸碱度是尿酸能否经由肾脏充分排泄的重要条件，当饮水量不足而致尿量减少、尿液偏于酸性（pH 值 < 5.5）时，尿酸就不容易溶解于尿中并随尿排出，而容易沉积在肾脏内，即使肾功能完全正常也是如此。

◆ **尿酸排出需要尿液承载：**

尿酸排出量需要尿液承载，大量饮水可以让尿量增加，让尿酸排出量增多。

◆ **尿酸浓度降低不易结石：**

痛风患者水分摄取充足，尿量会增加，尿中溶解的尿酸浓度降低，不容易在尿路中形成结石，也能预防肾功能障碍。

◆ **血液黏稠度降低不易出现并发症：**

痛风患者饮水充足后，还能让血液黏稠度下降，可以预防痛风并发症如心脑血管疾病等。

痛风患者每日喝多少水？

由于体内 70% 左右的尿酸是通过肾脏排出，所以要借助于充足的尿量才能完成尿酸排泄，而只有充分的饮水才能产生充足的尿量，所以我们鼓励痛风患者养成多饮水的习惯。

◆ **排尿量决定饮水量：**

正常人每天排尿量为 1 000 ~ 2 000 毫升，平均约为 1 500 毫升，而对于痛风患者而言，由于体内尿酸"库存"丰富，在同样的肾功能条件下，要想排出比正常人更多的尿酸，就必须排出比正常人更多的尿液，也就是排尿量要在 2 000毫升以上。

◆ **饮水在 2 000 毫升以上：**

我们建议痛风患者每日饮水量应保证在 2 000 毫升以上，这还不包括吃饭时喝汤和饮用其他牛奶、豆浆等液体类食物；每日饮水量是一个参考数字，一般原则是要通过饮水产生足够的尿量。

◆ **夏季饮水量要增加：**

在炎热的夏季，饮水量可能还要增加，才能保证理想的尿量。

◆ **出汗多更要补充水分：**

体力劳动和运动量大的人，出汗多，所需要补充的水分也要增加。

如果已经发生肾功能不全和水肿等症候，则通过饮水增加尿量来帮助尿酸排泄已经没有什么效果，有时候可能还会因为饮水过量反而造成水中毒及浮肿加重等不良反应，这时候应该请风湿免疫科医生安排治疗方案。

每日摄入食物中的水占总水量的 20%，所以通过矿泉水、牛奶、咖啡等饮料以及食物摄入的水大概男性每日 3 000 毫升、女性每日 2 200 毫升。对痛风患者而言，如果从蔬菜、水果、粥中摄入的水比较多，那么需要喝的水就可以相对减少。

不建议痛风患者一次性饮用过多的水，以免出现水中毒的风险。

痛风患者应该怎么喝水？

由于痛风患者每日饮水量要比一般人明显增多，所以更要讲究科学饮水，饮水不当也会给健康带来不利的影响。所以喝水的"姿势"很重要：

◆ **痛风患者饮水量：**

要养成饮水的习惯，每日坚持一定的饮水量，切忌平时少饮水，临时暴饮水；根据不同的季节调整饮水，炎热夏天如果出汗多，应该适当增加饮水量；保证每日小便 5~8 次左右，尿量 2 000 毫升以上。

◆ **痛风患者饮水时机：**

要养成均次喝水的习惯，喝水时间不要间隔太长，不要渴时才饮水；不要在饭前半小时内大量饮水，这样会冲淡消化液和胃酸，影响食欲；不要在饱食后饮水，这样会妨碍食物在胃内的加工过程；在三餐之间饮水，临睡前也可以喝一杯水，这样有利于尿酸盐结晶排出。

◆ **痛风患者饮水原则：**

要养成定时主动饮水习惯，不要暴饮水，不要渴时才饮水，饮水的最佳时间是两餐饭之间及夜间与清晨，夜间指晚饭后 45 分钟至睡前，清晨是起床至早饭前 30 分钟。

◆ **痛风患者饮水内容：**

我们建议痛风患者喝普通的白开水或无糖苏打水，不宜饮用纯净水和矿泉水；如果有喝茶的习惯，建议喝淡茶水，不宜饮用浓茶水；可以适当地喝无糖咖啡，但不宜饮用太多；不宜喝含丰富果糖的奶茶、碳酸饮料、功能饮料、果汁等；不宜饮用白酒、啤酒、黄酒等各种酒类。

◆ **痛风患者饮水温度：**

晨起喝水，喝与室温相同的开水最佳，天冷时可喝温开水，以尽量减少对胃肠的刺激。煮沸后冷却至 20 ~ 25℃的白开水，具有特异的生物活性，比较容易透过细胞膜，并能促进新陈代谢，增强人体的免疫功能。

◇ **痛风患者的饮水禁忌：**

水本身无毒，但是合并严重肾功能不全、严重肾功能不全伴有显著浮肿以及结石造成上尿路梗阻积水的患者，不宜一次性喝水太多。需要限量饮水，否则可能导致本身病情加重，得不偿失。

哪些情况下要喝更多的水？

需要补水的情况有很多，比如孕妇和产妇要避免脱水，每天饮水要在 2 400 毫升和 3 100 毫升左右；出现发热、呕吐和腹泻的情况，因为可能脱水，所以要多喝水，痛风患者在以下条件下需要喝更多的水：

◇ **泌尿系统结石：**

由于痛风可能出现肾及尿路结石，饮水可以增加尿量，起到冲刷尿道的作用，使得较小的结石能够快速排出体外，避免这些小结石作为新的结石中心"死灰复燃"；稀释尿液中可能形成结石的钙盐、镁盐、草酸盐、尿酸等溶质成分，降低尿液中这些难溶成分的饱和程度，预防结石的"卷土重来"；排出尿液中的细菌和各种炎症因子，减少病原体的数量和浓度，缓解临床症状。

◇ **大量运动：**

痛风和高尿酸血症患者在每日有氧运动过程中要随时补充水分，因为运动的时候会大量出汗，容易造成脱水，在这种情况下，尿酸就不容易经由肾脏排出，造成尿酸值的上升而引起急性痛风；在运动期间，要随时补充水分，每次喝少量的水，运动中多喝几次。

◇ **夏天或湿热环境：**

温度较高的环境中人体的脱水会很严重，需要大量喝水。如果高温而潮湿，不容易出汗，那么身体表面会维持高温就容易出现热休克。这种情况下，多喝一些水有助于身体降温。

第三章

痛风患者如何迈开腿

>>>

第一节 痛风患者该不该运动？

为什么医生要求痛风患者"迈开腿"进行运动呢？首先要说的是，现在并没有明显的证据能证明运动本身能够降低痛风患者体内尿酸水平。运动对于痛风患者而言，主要还是起到减少内脏脂肪、胰岛素抵抗，以及增强机体免疫力与代谢能力，缓解关节疼痛和防止肌肉失用性萎缩等作用。

合理的运动有利于身体健康

我们姑且不去计较运动是不是能降尿酸的问题，但是合理的运动至少可以在减少尿酸生成、促进尿酸排泄、避免痛风可能引起的心血管疾病上起到辅助作用。

◆ **运动可以改善痛风患者心肺耐力：**

合理的运动能够让心肺耐力增强，从而显著降低发生心血管疾病的危险性。主要是通过对心血管中枢的良好调节减少心肌耗氧量，增加骨骼肌代谢能力和利用氧气的能力，降低心率和血压。

◆ **运动可以改善痛风患者身体成分：**

主要是改善身体内脂肪组织和非脂肪组织的含量在体重中的占比，尤其减少体内脂肪的含量和增加对过剩热量的消耗，从而改善心血管功能与增加肌肉含量，给患者身体、血液成分带来改善。

◆ **运动可以改善痛风患者功能障碍：**

合理的运动能够让痛风患者受累关节的骨质破坏和肌肉萎缩得到改善，恢复或改善关节周围软组织的弹性，同时也改善了关节活动度和功能，让关节更健康。

◆ **运动可以避免急性痛风和痛风石：**

合理的运动能够促进全身血液循环，促进皮肤和血管的通透性，促进肌肉摄取血尿酸，同时血液循环加速能够减少尿酸盐在骨关节、滑膜、肌腱等处的沉积，减少了急性痛风和痛风石的发生概率。

体力劳动算不算痛风的合理运动呢?

其实体力劳动与痛风的合理运动并不是一回事。因为体力劳动通常属于被动运动,而痛风患者的运动是主动运动。体力劳动的劳动强度、劳动时间、劳动方式都不是痛风患者所能自主选择的,且有不少体力劳动属于无氧运动。

◆ **过度的体力劳动会导致尿酸生成增多:**

当从事剧烈或高强度的体力劳动时,肌肉的能源如磷酸肌酸会大量消耗,腺嘌呤核苷三磷酸就会大量分解,分解的产物形成次黄嘌呤而让尿酸生成增多。

◆ **过度的体力劳动会导致乳酸堆积:**

过度的体力劳动后,乳酸作为疲劳的代谢产物会大量产生,积聚在体内后就会在肾脏阻碍尿酸的正常排泄,导致尿酸不容易排出体外而存积在体内,从而导致尿酸排泄减少,尿酸值会急剧上升。

◆ **过度的体力劳动会导致大量流汗:**

过度的体力劳动大量流汗后,血容量减少,就会导致尿量减少;尿酸有 2/3 是通过尿液排泄出体外的,尿量减少后尿酸排泄就会减少,存在体内的尿酸就会增加。

也就是说,长期做体力劳动通常都是几个肌肉群的局部运动,而达不到全身锻炼的目的;尤其是日复一日地进行单调的劳动也有可能造成肌肉劳损;主要还是会导致乳酸堆积和尿酸排泄减少的问题。

第二节 痛风患者不适合哪些运动？

运动能不能降尿酸？能。但是通过运动出汗来降尿酸合适吗？不合适。

首先，人体的尿酸排泄主要是经过肾脏和肠道，其中肾脏排泄 2/3，肠道排泄 1/3，经过汗液的排出量有限，可以说少到可以忽略不计。怎么忽略不计呢？也就是说如果一天出汗 5 000 毫升，排出尿酸量只有 122.5 μmol，而我们每天随尿液排出的尿酸为 1 500 ~ 4 500 μmol，何况正常人每天出汗量只有 100 毫升左右。

其次，如果排汗过多会怎么样？有可能让尿酸水平上升。因为大量出汗，血容量减少，肾脏供血不足，肾小球滤过率下降，尿量减少；随着尿量减少，尿酸随尿液排出的量就减少，体内尿酸浓度也随之升高。而且运动过量，还会导致乳酸在体内积聚，与尿酸竞争性排泄，抑制尿酸排泄也会让尿酸升高。

不建议痛风患者做剧烈运动

对于痛风患者而言，运动以微微出汗为主，不要想通过出汗来降尿酸。适当的运动可以减少内脏脂肪，减少胰岛素抵抗，增强体质和机体抵抗力，缓解关节疼痛，防止关节挛缩及肌肉的失用性萎缩。实际上对于高尿酸血症及痛风患者而言，如果超过最大耗氧量的 60%，就会造成尿酸暂时上升。因为从事剧烈或者高强度运动时，肌肉的能源包括磷酸肌酸会大量耗尽，所以腺嘌呤核苷酸大量分解，其分解产物增加，通过去磷酸化形成腺苷和经脱氨基形成次黄嘌呤两条途径让尿酸生成过多。

◈ **剧烈运动时，尿量减少。**

剧烈运动会导致尿量减少，由于尿酸随尿液排泄，因此尿酸排泄也会减少，存积在体内的尿酸就会增加。

◈ **剧烈运动时，乳酸会增加。**

乳酸是疲劳的代谢产物，积聚在体内会阻碍尿酸的正常排泄，血尿酸值也会急剧上升。

◆ **剧烈运动时，会容易引起疲劳。**

剧烈运动疲劳时会导致关节损伤和尿酸盐脱落，从而诱发急性痛风性关节炎发作。

不仅是痛风急性期不适合剧烈运动，痛风缓解期也不适合剧烈运动，包括长时间的体力劳动，因为这会引起血尿酸的暂时升高，而且会成为痛风急性发作的诱因。也就是说，快跑、足球、篮球、登山、长途远行、马拉松等剧烈运动或无氧运动，还有长时间俯卧撑、腹肌训练、背部训练和体育器械等肌肉训练的运动都不适合痛风患者。

有些痛风患者确实不适合运动

痛风患者不能盲目运动，如果盲目运动，会引起关节疼痛或者其他严重的后果。如果您是以下六种人群，那么就要注意别逞强做运动，尤其不能剧烈运动：

◆ **痛风急性期患者：**

急性期的痛风患者，关节疼痛难忍，而且红肿发炎，关节轻微运动后可能引发剧烈疼痛。这个时候就要保持卧床休息，抬高患肢，减轻关节受累和负重。只有症状缓解后，才能根据关节情况来适当运动。

◆ **痛风合并风湿性心脏病患者：**

痛风患者如果同时也患有风湿性心脏病，那么运动就要注意根据心脏受累的情况也就是心功能程度来决定，如果心力衰竭的程度比较严重，就不适合进行运动，尤其是剧烈运动。

◆ **痛风合并心律失常患者：**

如果有严重的心律失常，建议规范治疗，服药控制。当心律失常的情况得到控制而且被医生认可有良好的预后时，可以在医生的建议下，稍微做一些比较舒缓的运动。

◆ **痛风合并高血压或脑血管疾病患者：**

如果血压超过 180/100 毫米汞柱，那么就不能运动；如果服用降压药后血压能够降下来且保持稳定或继续下降的状态，可以考虑比较舒适的运动。

◆ **痛风合并糖尿病患者：**

如果空腹血糖在 10μmol，那么就要先降血糖再考虑运动的问题；如果血糖控制不佳、低血糖明显或血糖波动较大，就要暂缓运动。

◆ **痛风合并心肌炎或感冒患者：**

如果感冒或患有心肌炎，剧烈运动可能导致病情加重，这类患者应该适当休息。

第三节 痛风患者如何适量运动?

从心理学角度来说,痛风患者的运动不仅是降尿酸、调节代谢和让身体健康,而且还是通过选择自己喜欢的运动来释放情绪和解压的途径。也就是说,痛风患者的运动首先是要身心愉悦。

但是对于痛风患者而言,运动并不简单。首先要强调的是急性痛风性关节炎期不适合进行大量的运动,一般要在症状缓解后循序渐进地运动;其次要注意的是在慢性痛风性关节炎期和痛风性肾病期也不建议选择节奏快或剧烈的运动,应该按照个人体质选择。

痛风间歇期就是急性痛风性关节炎反复发作之间的一种缓解状态,这个状态下痛风患者的身体体征和常人无异,所以痛风间歇期患者可以正常活动。

那么该如何正常活动呢?我们从运动方式、运动强度、运动时间、运动频率等方面来了解一下。

◆ **从拉伸练习开始运动:**

对于痛风患者来说,运动是要循序渐进的。建议痛风患者做好运动规范,运动负荷安排从小到大、从简单到复杂;运动休息时间从多到少,从长到短。刚开始运动要把握好运动强度和负荷量。可以先从受痛风影响的关节做柔韧性练习或拉伸训练开始;对于体能差的患者一般运动 5 ~ 10 分钟要休息一次。

◆ **痛风患者适合的运动:**

主要是以强度低、有节奏、不中断但持续时间较长的有氧运动为主,但是也要痛风患者自己根据年龄、身体状况、个人爱好、环境条件来选择。一般来说建议选择游泳、快步走、跳舞、跳健美操、打太极拳、踢毽子、跳绳、原地节奏跑、匀速慢跑、慢速骑自行车等有氧运动,不宜选择快跑、马拉松跑、踢足球、打篮球、滑冰、长途步行、爬山、跳跃以及健身房肌肉锻炼等剧烈运动或无氧运动。

◆ **痛风患者的运动强度:**

运动强度就是单位时间内的运动量,运动强度的衡量方法有很多种,常用的运动强度计算方法是运动心率与最大运动心率的百分比,也就是首先计算最

大心率 =220- 年龄，然后以最大心率的百分数划分强度，高强度运动 > 最大心率的 80%，中等强度运动在最大心率的 60% ~ 70%，低强度运动 < 最大心率的 60%。对痛风患者来说，一般以中等强度的运动量为宜，通常从低强度运动开始，以不疲劳、不劳累为度。

◆ **痛风患者的运动时间：**

每天的运动时间控制在 20 ~ 60 分钟，每周运动 3 ~ 5 次，但建议刚开始运动以 20 ~ 30 分钟身体微微出汗为宜。不建议清晨进行运动，因为清晨人体肌肉、关节及内脏功能低下，此时锻炼不合适的话就容易造成关节出现急性或慢性损伤；建议在午睡后至晚饭前这段时间运动。

◆ **痛风患者的运动注意事项：**

建议在运动前进行适量的伸展运动或慢走运动，再逐步增加运动强度；在运动前、中和后要注意适量饮水，一般每次补充 50 ~ 150 毫升，不建议暴饮或大口饮水；在运动中需要注意关节不适的情况，如果出现关节轻微受累或受伤应停止运动，保护好关节；在运动后应进行整理运动，避免突然停止运动导致心脏进血量减少和心脏排出量下降；运动后至少休息 30 分钟再洗澡，水温以 40℃左右为宜。

◆ **特殊患者的运动方式：**

慢性痛风性关节炎患者长出痛风石后，炎症容易累积在关节部位，可能出现关节活动范围缩小、关节肿胀加重的情况，这时候推荐采用传统的运动方式，如五禽戏、八段锦等。出现痛风性肾病后，应该尽量选择低强度的运动，如散步等，每次运动时间控制在 30 分钟以内。对于有痛风合并高血压、糖尿病、冠心病等慢性疾病的患者，需要在对身体素质和疾病状态进行评估后再制定合理的运动方案。

此外，因为单纯的运动锻炼并不能有效降低尿酸，所以运动常常需要与饮食相互结合，尤其是在热量食物、嘌呤食物的选取上，要十分注意。运动对于痛风而言只能起到辅助的治疗效果，并不能代替常规的降尿酸治疗。

第四章

痛风患者如何止疼痛

>>>

第一节 秋水仙碱的老药新用

"秋水仙碱有毒，疗效再好也不要服用。"

"秋水仙碱都快要被淘汰了，医生您还让我用这个药吗？"

经常在门诊尤其是急诊时遇到急性痛风性关节炎患者问我这些问题，在他们的印象里，似乎秋水仙碱就成了"毒药"，我让他们使用秋水仙碱就是在"害人性命"。

不论是中药还是西药，任何药物都有一定的副作用；不能因为药物有某些方面的毒副作用而去拒绝使用这种药物，连感冒药都可能会有毒副作用，难道您就不用吗？

我们不能否认秋水仙碱有毒副作用，但是如果过分去夸大药物的毒副作用，就可能造成临床上无药可用；因为同样是痛风治疗消炎止痛的药物，如非甾体抗炎药和糖皮质激素，一样也会有不良反应和禁忌证。只要合理用药，就能避开这些毒副作用。

秋水仙碱的作用机制

秋水仙碱在古埃及和罗马时代，就被人视为治疗痛风急性发作的特效药，其对于急性痛风治疗有效果，但是对于其他性质的关节炎，没有什么效果。早期对于痛风的判断，就是看服用秋水仙碱能否止痛。

秋水仙碱的主要作用包括：急性发作期止痛；增强镇静、安眠、止痛和麻醉的作用；增强安非他明、肾上腺素和麻黄素的作用；降低抗凝剂和抗高血压药的作用。

秋水仙碱的主要成分是百合科植物秋水仙球茎中提取出来的生物碱，它可以通过减少白细胞活动和吞噬作用及减少乳酸形成从而减少尿酸结晶的沉积，减轻炎症反应而起止痛作用。其主要作用机制包括：抑制多核白细胞的趋化、增殖和吞噬尿酸盐晶体；抑制溶酶体和乳酸的释放；提高关节腔内 pH 值，减少尿酸盐结晶的析出；但它不能做到降低血尿酸，也不能增加尿酸排泄。

当然，对于出现肾功能损伤的情况，就一定要"肾重"使用秋水仙碱：轻中度肾功能不全者短期谨慎使用，重度肾功能不全者请勿使用。

避开秋水仙碱的"毒"，从这六点着手

任何药物的使用，都需要医生和患者根据病情来决定。包括降尿酸的药物在内，如别嘌醇、非布司他和苯溴马隆，这三种药物被称为治疗痛风、降尿酸的"三剑客"。

秋水仙碱的使用，同样也是需要根据病情来，尽管它是属于痛风急性期的一线用药。根据《中国高尿酸血症与痛风诊疗指南（2019）》："痛风急性发作期推荐尽早使用小剂量秋水仙碱或非甾体抗炎药（NSAID）（足量、短疗程），而对上述药物不耐受、疗效不佳或存在禁忌的患者则推荐全身应用糖皮质激素。"

那么，该如何安全使用呢？有以下建议：

◇ **把握秋水仙碱的治疗窗口期：**

秋水仙碱的治疗窗窄，因为其不能阻止已经开始的炎症反应，因此痛风急性发作时，越早用药效果越好；如果在急性痛风的红肿热痛未到来前，出现发病部位的肿胀、脱屑、不适感，可以采用秋水仙碱预防；如果已经出现痛风发作的典型症状，那么在发病 24 小时内应用，效果明显；48 小时后，基本上效果微乎其微。

◇ **把握秋水仙碱的相关禁忌证：**

骨髓造血功能低下、肝肾功能不全、孕妇、哺乳期妇女、eGFR < 10 毫升/min 及透析者禁用；备孕期男女、年老体弱者、骨髓造血功能不全者、胃肠道疾病者慎用；已经服用阿托伐他汀、红霉素、氟康唑等竞争性抑制肝药酶药物者禁用；如长期出现乏力、肌痛且有长期秋水仙碱使用史，建议换用其他消炎镇痛药物。

◇ **把握秋水仙碱的使用剂量：**

在没有使用禁忌证的情况下，首次服用 1 毫克，1 小时后可再服用 0.5 毫克，12 小时以后根据病情改为每天早晚 0.5 毫克或每日 0.5 毫克，直到疼痛完全缓解，每天的最大用量不超过 2 毫克。资料显示，小剂量秋水仙碱与高剂量作用相同，但不良反应明显减少。急性痛风期，每一个疗程应停药 3 天。

◆ **降尿酸期间使用秋水仙碱：**

秋水仙碱可以用于预防急性痛风的发作，常用的治疗方案为从降尿酸治疗前2周开始服用，小剂量秋水仙碱0.5毫克，每天1次或每天2次，连续使用3～6个月；对于存在痛风石、慢性痛风性关节炎者，建议小剂量秋水仙碱持续预防治疗6～12个月。

◆ **使用秋水仙碱中毒后的处理：**

秋水仙碱可以抑制细胞正常的有丝分裂，而且可以让肝脏解毒能力下降，其引起的中毒一般会在使用后24小时内出现胃肠道功能紊乱，后期会出现血象异常、骨髓抑制、呼吸循环衰竭等现象。由于秋水仙碱中毒尚无特效解毒剂，那么出现早期中毒反应后要立即停药，同时根据情况采用导泻、洗胃、催吐等清除毒物的措施；也可以服用鸡蛋清、牛奶、5%碳酸氢钠溶液等保护胃肠道或洗胃；出现腹泻或其他情况后及时就医。

◆ **使用秋水仙碱定期监测肝肾功能：**

在使用秋水仙碱前，应进行全面的检查，如果肝肾功能异常，尽量避免使用该药或在医生指导下调整用量；如果有药物禁忌证，则不要使用该药；如果开始服用秋水仙碱就出现胃肠道不良反应，就要停止使用该药。在长期的用药过程中，需要密切监测肝功能、肾功能、血常规，出现异常就要调整。

总而言之，我们不能因为秋水仙碱有毒就去拒绝它、远离它，该用的时候还是要用，但要合理慎用。

为什么秋水仙碱会让痛风患者"中毒"？

秋水仙碱是目前痛风治疗尤其是急性痛风发作时的首选药物，临床可见89.3%的患者急性痛风期服用秋水仙碱后疼痛和炎症在12小时内开始消退，24～48小时内消失。但是，秋水仙碱一度备受争议，加上其他止痛药发展迅速，因而在欧美的痛风临床诊疗中，多将其踢出一线用药范畴。

秋水仙碱有没有"毒"呢？有毒。痛风患者使用秋水仙碱不当时，就有可能导致伤肝又伤肾，剂量过大还会引起腹泻，甚至导致骨髓抑制；剂量再大时，可能造成生命危险。看到这里，您是不是有些害怕？

我们来看看秋水仙碱的不良反应有哪些。根据《国家药监局关于修订秋水仙碱说明的公告（2020 年第 149 号）》对于秋水仙碱说明书的修订要求，目前临床已知秋水仙碱的不良反应包括：

◇ **胃肠损害：**

腹痛、腹泻、恶心、呕吐等。

◇ **皮肤及其附件损害：**

皮疹、瘙痒、脱发等。

◇ **肝胆损害：**

肝功能生化指标异常、肝细胞损伤等。

◇ **全身性损害：**

乏力、发热、胸痛、寒战、多器官功能衰竭等。

◇ **神经系统损害：**

头晕、头痛、意识障碍等。

◇ **血液系统损害：**

白细胞减少、粒细胞减少、血小板减少、全血细胞减少、骨髓抑制等。

◇ **泌尿系统损害：**

血尿、少尿、尿频、排尿困难、肾功能异常、慢性肾功能不全加重、急性肾衰竭等。

◇ **肌肉骨骼损害：**

肌无力、肌痛、肌酸磷酸激酶升高、横纹肌溶解等。

◇ **免疫功能紊乱：**

过敏反应、过敏性休克等。

◇ **代谢和营养障碍：**

低血糖、低血钾、电解质异常、脱水等。

◇ **心血管系统损害：**

心悸、心动过缓、心肌梗死、循环衰竭等。

◆ **呼吸系统损害：**

呼吸困难、呼吸急促、哮喘等。

◆ **精神障碍：**

厌食、食欲异常、嗜睡等。

◆ **其他：**

视力异常、耳鸣、味觉障碍等。

这么多不良反应，是不是让您更加"谈虎色变"，恨不能将秋水仙碱拒之于千里之外？其实还真有痛风患者，在急性痛风性关节炎发作时，宁肯痛不欲生，也不服用秋水仙碱。

但是，我们要明白，秋水仙碱的毒副作用是怎么来的？以前有80%的患者服用秋水仙碱均有不同程度的不良反应，其中有一部分患者常常是在静脉注射用药时表现出来，静脉注射秋水仙碱容易导致患者骨髓抑制、肝坏死、肾衰竭、弥散性血管内凝血等严重不良反应；实际上目前常用的是口服秋水仙碱，口服片剂的安全性要比静脉用剂安全性高。

另外，不少基层医生对于秋水仙碱的用法还停留在传统的治疗方法上，而传统使用秋水仙碱往往剂量较大，其不良反应的发生与剂量的大小有明显的关系。传统使用秋水仙碱的方法是什么？我们来看看：

传统使用秋水仙碱用药方法是小剂量起始，渐到极量：初始口服1毫克，然后0.5毫克/小时，或1毫克/2小时，直到症状缓解或者出现腹泻、呕吐、厌食、恶心等症状时停药，每日剂量在6毫克，难免剂量过大。

传统使用秋水仙碱的药物剂量大，胃肠道反应的发生率常常高达75%；而且很多医生以临床出现腹泻和呕吐作为药物有效及停药的标准，更是加大了秋水仙碱的危险性。

但是，知识需要不断更新，包括痛风治疗的医学知识也在不断发展。现在对于该药的用药方案早已发生变化。

第二节 非甾体抗炎药的选择

非甾体抗炎药是不含有甾体结构的消炎镇痛药物，阿司匹林是第一个非甾体抗炎药，但在痛风、类风湿关节炎、骨关节炎等常见风湿关节病上并不常用阿司匹林。甾体结构是什么呢？就是具有环戊烷多氢菲的结构，这里就不多做说明。

非甾体抗炎药阻断炎症反应

一般来说，非甾体抗炎药具有抗炎、抗风湿、解热、镇痛和抗凝血的作用，在风湿免疫性疾病、多种发热以及各种疼痛症状的缓解上应用广泛。

非甾体抗炎药是如何进行消炎镇痛的呢？我们首先得看风湿免疫性疾病的疼痛是如何产生的。通常在骨骼内部没有可以感知疼痛的神经，但是关节中却有着盘根错节的能感知到疼痛的神经末梢，一般我们叫"痛觉感受器"。风湿免疫性疾病如痛风性关节炎、类风湿关节炎、骨关节炎等我们都称"痛在关节，病在软骨"，其实真正出现炎症是在滑膜。

当痛风导致人体关节处的滑膜出现炎症时，发炎的细胞就会分泌磷脂酶A2，会催化磷脂水解生成花生四烯酸。而花生四烯酸则通过环氧化酶（COX）的催化作用，生成名为前列腺素的炎症介质。

前列腺素是什么呢？是具备生理活性的不饱和脂肪酸，其基本结构是前列腺烷酸。前列腺素一方面可以刺激关节中能够感知疼痛的受体，向大脑传递疼痛信息；一方面进一步诱发炎症，促使关节滑膜血管扩张，毛细血管通透性也被增加，从而才会出现关节疼痛、发热和肿胀等常见风湿免疫性疾病的症状。

而非甾体抗炎药的作用机制就是通过抑制环氧化酶的活性，从而抑制花生四烯酸最终生成前列环素（PG）从而发挥解热镇痛作用。人体内的环氧化酶异构体包括两种，也就是 COX-1 和 COX-2。

◆ **COX-1：**

存在于正常组织中，主要合成正常生理需要的前列腺素用来维护自身平衡，起到保护胃黏膜、十二指肠黏膜，维护肾、血小板和血管内皮细胞的作用，COX-1 可以叫作"好"的环氧化酶。

◆ **COX-2：**

细胞因子诱导而产生的环氧化酶，在炎症刺激下生成，主要见于炎症部位，它介导花生四烯酸产生前列腺素 E2 和前列环素 I2，具有很强的致炎和致痛作用。相比之下，COX-2 就有点"坏"。

非甾体抗炎药就是抑制 COX-1 和 COX-2 的活性，抑制前列腺素的合成，阻断炎症反应的过程。

抑制功能不同，非甾体抗炎药区别也不小

前面我们说，人体内的环氧化酶异构体分为 COX-1 和 COX-2 两种，那么相应的非甾体抗炎药也分为两种，也就是非选择性 COX 抑制剂和选择性 COX-2 抑制剂。一般来说，非选择性 COX 抑制剂可以同时抑制 COX-1 和 COX-2，也就是不分好坏，如果它抑制了 COX-1，那就可能出现胃肠道不良反应和肾功能损害；如果它抑制了 COX-2，也就可以达到消炎镇痛的效果。

而现在，我们普遍采用的是选择性 COX-2 抑制剂，这种非甾体抗炎药相对来说就减少了胃肠道不良反应，但是它不能抑制 COX-1 所产生的血栓素，也就可能导致血栓形成的不良反应，增加心血管意外事件的发生。这是无论痛风患者还是其他风湿关节炎患者都需要注意的。

也就是说，非甾体抗炎药并非直接针对前列腺素，而是对产生前列腺素的环氧化酶进行攻击。它的分类方法以及常用药物我们可以一同来了解一下：

◆ **根据抑制程度不同：**

根据对 COX-2 选择性抑制程度不同，非甾体抗炎药分为：①依托考昔、塞

来昔布等高度选择性的 COX-2 抑制药；②依托度酸、美洛昔康、尼美舒利等一定选择性的 COX-2 抑制药；③吲哚美辛、双氯芬酸钠、布洛芬等非选择性 COX 抑制药。前两种为主打用药。

◇ **根据作用时间长短：**

一般来说，应尽早足量采用非甾体抗炎药的速效剂型。根据作用时间长短分为：①双氯芬酸钠、依托度酸、酮洛芬、吲哚美辛等短半衰期的非甾体抗炎药；②塞来昔布、美洛昔康、萘丁美酮等长半衰期的非甾体抗炎药。

非甾体抗炎药消炎、解热、镇痛特点显著

在痛风性关节炎急性发作时，以往都是采用秋水仙碱止痛，而秋水仙碱一般都需要在 24 小时内尽快小剂量使用，其不良反应包括呕吐、腹泻等，用药期间需要定期检查血象及肝肾功能。

非甾体抗炎药出现后，秋水仙碱有一段时间几乎被赶出了历史舞台；非甾体抗炎药不仅可以用于急性痛风性关节炎消炎止痛，而且还可以用于控制关节炎发作疼痛而成为首选药。论止痛效果而言，非甾体抗炎药和秋水仙碱在痛风性关节炎的止痛上不相伯仲；论止痛范围而言，秋水仙碱仅能用于痛风止痛，而非甾体抗炎药可以广泛用于关节炎；而且关键是非甾体抗炎药不受时间限制，不良反应也较秋水仙碱轻。

非甾体抗炎药的消炎镇痛特点明显，主要体现在其消炎、镇痛、解热三个作用上：

◇ **消炎作用：**

大多数非甾体抗炎药消炎作用明显，主要是通过抑制前列腺素的合成、抑制白细胞聚集、减少缓激肽形成、抑制血小板的凝集等发挥消炎作用。

◇ **镇痛作用：**

非甾体抗炎药的镇痛作用为中等程度，镇痛作用的部位主要在外周，一般对于慢性关节疼痛、急性关节炎、肌肉疼痛、头痛、牙痛等有效，而对创伤引起

的剧烈疼痛和内脏疼痛无效。在组织损伤或炎症时，非甾体抗炎药主要抑制前列腺素的合成，抑制淋巴细胞活性和活化的 T 淋巴细胞的分化，减少对传入神经末梢的刺激，直接作用于伤害性感受器，阻止致痛物质的形成和释放。

◈ **解热作用：**

非甾体抗炎药通过抑制中枢前列腺素的合成发挥解热作用，而且只能让发热者的体温下降，对正常体温没有影响。解热仅仅是对症治疗，体内药物半衰期过后体温又会再度升高。所以对发热患者还是需要根据病因治疗，如因新冠病毒肺炎出现的发热等。

非甾体抗炎药使用不当伤胃、伤肾和伤心

"是药三分毒"，非甾体抗炎药也并非绝对安全，可能会诱发各种超敏反应，诱发超敏反应可以涉及多种机制，临床表现多样。常见非甾体抗炎药的不良反应包括：

◈ **胃肠道不良反应：**

上腹不适、隐痛、恶心、呕吐、饱胀、嗳气、食欲缺乏、消化性溃疡等症状。

◈ **肝不良反应：**

肝轻度受损的生化异常，谷丙转氨酶升高。

◈ **神经系统不良反应：**

头痛、头晕、耳鸣、耳聋、弱视、嗜睡、失眠、感觉异常、麻木、兴奋、幻觉、震颤等。

◈ **血液系统不良反应：**

粒细胞减少、凝血障碍、再生障碍贫血等。

◈ **泌尿系统不良反应：**

尿蛋白、管型尿、尿中红细胞、尿中白细胞、间质性肾炎等。

◇ **心血管系统不良反应：**

血压上升、平均动脉压上升、心慌等。

非甾体抗炎药虽然可能引起上述诸多不良反应，但是多数患者出现不良反应概率较小或者症状轻微，能耐受，而且停药后不良反应也会消失，并不会对非甾体抗炎药物发挥疗效产生影响。

也就是说，非甾体抗炎药并非万能的，尽管可以采用一些保护措施，仍然有部分患者会出现与之相关的不良反应。这里给大家列了一些相关的药物使用原则和注意事项：

◇ **首选药物：**

首选起效快、胃肠道不良反应小的药物。

◇ **服药时间：**

在餐后服用，以减少胃肠道不良反应，出现胃部不适时可以同时使用保护胃的药。

◇ **服用剂量：**

治疗强调足量和足疗程，直到关节炎疼痛完全缓解，伴有合并心力衰竭、缺血性心脏病、外周血管疾病、动脉粥样硬化等患者慎重服用或在医生指导下减小剂量。

◇ **服用疗程：**

疼痛缓解后即停药，一般疗程为5~14天，尽量避免不必要的长期应用和大剂量应用，如确实需要长期用药，比如降尿酸时预防性用药，应在医师指导下使用，用药过程中定期监测心血管功能、肝肾功能等器官、系统和组织的损害。

◇ **避免用药：**

避免同时服用2种或2种以上非甾体抗炎药，一般先选用一种非甾体抗炎药，应用数日至1周如无明显疗效在医生指导下加量，如仍然无效应及时换用其他药物。

◇ **老年用药：**

老年人一般选用半衰期短或较小剂量的非甾体抗炎药。

◇ **禁止情况：**

活动性消化性溃疡、近期胃肠道出血、对阿司匹林或其他非甾体抗炎药过敏者、肝功能不全、肾功能不全、严重高血压、充血性心力衰竭、血细胞减少、妊娠期妇女、备孕期男性和哺乳期妇女禁止用药。

◇ **预防情况：**

出现可疑的不良反应一定要立即停药，必要时请求医生帮助对不良反应给予适当处理。

◇ **注意事项：**

用药期间坚决不能饮酒，否则会加重对胃肠道黏膜的刺激。长期服用者需要戒烟、戒酒、少进食辛辣刺激性食物。

◇ **外用药物：**

如果不能口服相关药物，那么也可以采用双氯芬酸二乙胺乳胶剂、吡罗昔康贴剂、酮洛芬凝胶及植物药膏外敷缓解关节肿痛，不过也需要在医生指导下用药。

最后要提醒大家，在购买非甾体抗炎药时，请在医生指导下用药。非甾体抗炎药一般应用于痛风性关节炎急性痛风发作，而非甾体抗炎药并不能降尿酸；类风湿关节炎使用非甾体抗炎药可以缓解关节肿痛症状，但并不能控制病变发展；骨关节炎使用非甾体抗炎药不只是为了止痛更是为了消炎，而改善病情和保护软骨还是需要给予相关治疗用药。

第三节 糖皮质激素不能长期使用

急性痛风发作后，去医院看病，医生给您开了激素，却遭到您的拒绝。您告诉医生说："我经常听说激素副作用大，不少医生建议不要用激素呢！"

相信不少痛风患者都会遇到这样的问题，但是真的用激素治疗痛风有百害而无一利吗？如果您真这么看待激素对于痛风治疗的作用，可能您就冤枉了激素。

我们不能否认激素的不良反应，也就是常说的"副作用"。激素常见的不良反应包括体重增加、下肢浮肿、紫纹、满月脸、易出血倾向、骨质疏松、消化道溃疡、白内障、血糖升高、血压升高、股骨头坏死等；激素禁用于甾体类激素过敏、严重的精神疾病和癫痫、活动性消化溃疡病、较重的骨质疏松症，有牛痘、水痘等感染性疾病等。

看到这些不良反应是不是吓一跳？其实造成这些情况，多数都是因为滥用激素。如果身为痛风患者的您，能在风湿免疫科医生的指导下正确使用激素，则可以避免副作用。

激素属于痛风治疗的二线药物，特殊情况下消炎镇痛有优势

什么是激素？激素全名糖皮质激素，属于一种甾体类化合物的免疫抑制剂，平常我们使用的醋酸泼尼松、甲泼尼龙、地塞米松等都属于这类药物。

在我们日常疾病的治疗中激素应用广泛，不仅可以用于治疗痛风性关节炎，还可以用于治疗类风湿关节炎、骨关节炎、强直性脊柱炎等关节炎症，在肿瘤、创伤、感染等各种急危重症的治疗方面也地位突出。

那么，激素在痛风发作中的地位如何呢？痛风的消炎镇痛治疗中激素属于二线止痛药物。也就是说，对于痛风急性发作的患者，控制症状的首选药物是非甾体类抗炎药，如双氯芬酸钠、依托考昔、塞来昔布、美洛昔康等；此外，也常常考虑使用秋水仙碱。

是不是作为二线药物的激素就等于被"淘汰"了呢？实际上并非如此。因为与非甾体抗炎药及秋水仙碱相比，糖皮质激素在一些特殊情况下还是有明显优势

的：

① 如果患者对秋水仙碱或非甾体类抗炎药不耐受或使用效果欠佳、止痛不明显时，使用糖皮质激素是及时止痛消炎的关键。

② 如果痛风性关节炎发病时间较长，急性发作同时累及多个关节时，使用糖皮质激素的镇痛作用要显著优于秋水仙碱和非甾体抗炎药。

③ 如果痛风患者同时伴有胃肠道疾病如腹痛、腹泻或者肌肉、周围神经病变等，使用糖皮质激素可以避开其他消炎镇痛药物的副作用。

④ 如果痛风患者在急性痛风发作时发现伴有肝肾功能不全，就要避免使用秋水仙碱或非甾体类抗炎药，此时就要考虑选择糖皮质激素。

⑤ 如果痛风患者出现大关节积液、局部痛风石等情况，秋水仙碱和非甾体抗炎药止痛作用就不明显，可以考虑关节腔穿刺抽吸积液后局部注射糖皮质激素。

以上五种情况多见吗？身为痛风患者的您可以想一想，医生建议您使用激素是不是因为这些情况的出现？不滥用激素，不等于不用激素。在临床上，常常会遇到上面的这些情况，此时也只能选择使用激素。

激素可以用于痛风的治疗，但也要注意尽量不要长期使用

激素的种类有短效、中效和长效三种，一般使用激素治疗急性痛风性关节炎发作，采用的方法包括口服、肌注、静脉或关节内注射。那么该如何择机而用呢？

关于全身和局部使用糖皮质激素及其使用的量，一般要首先评估受累关节数量和程度，受累关节数量 ≥ 2 个或疼痛评分 ≥ 7 分时，激素的使用如下：

◇ **泼尼松：**

一般口服，为 0.5 毫克 / (kg·d)，疗程为 5 ~ 10 天，直接停药；或 0.5 毫克 / (kg·d)，起始为 2 ~ 5 天，此后逐渐减量，7 ~ 10 天后停药。

◇ **甲泼尼龙：**

一般肌内或静脉注射，起始量为 0.5 ~ 2 毫克 /kg。

◆ **地塞米松：**

一般为静脉滴注，常用 5 ~ 10 毫克，连用 3 ~ 5 天后停药；但地塞米松属于长效的激素，所以能不用还是尽量不用。

除此之外，对于糖皮质激素的使用，有如下两点原则：能关节腔注射不要口服，能使用中效糖皮质激素就不使用长效糖皮质激素。

如果没有出现秋水仙碱不耐受的情况，通常临床建议使用糖皮质激素时尽量和秋水仙碱联用，这样避免停药后"反跳"；但是要尽量避免和非甾体抗炎药联用，因为可能加重对胃黏膜的损伤。

其实激素除了能在急性痛风性关节炎发作时使用，也可以在降尿酸治疗时使用。当开始降尿酸治疗后，容易因为降尿酸药物使用后导致血尿酸急速下降从而出现"溶晶痛"，那么为了避免这样的急性痛风发作频率增高，就要注意预防用药。

通常首选的预防"溶晶痛"的药物是秋水仙碱，次选的是非甾体抗炎药联合质子泵抑制药或其他消化类溃疡药。但是当秋水仙碱和非甾体抗炎药长期治疗不能耐受、有禁忌证或止痛无效时，在降尿酸治疗时同样需要应用糖皮质激素。如小剂量泼尼松或泼尼松龙预防痛风复发，一般使用时间在 3 ~ 6 个月。

但我们还是要尽量避免在降尿酸治疗时使用糖皮质激素，毕竟长期使用糖皮质激素容易出现糖皮质激素依赖综合征，也可能导致痛风石出现的概率上升。

糖皮质激素容易出现不良反应，这些错误方法不要尝试

糖皮质激素在治疗急性痛风性关节炎上，其止痛作用不容置疑，但停药后容易出现"反跳"，所以必须要谨慎和重视。

在我日常接诊时，也遇到过不少这样的"困扰"。有些痛风患者在急性痛风性关节炎发作时，前来医院看急诊，要求快点消炎镇痛以免耽误工作，常常求着医生用激素。对医生给出住院治疗或者长期降尿酸治疗的建议，常常在急性痛风性关节炎症状消失后被患者抛诸脑后。等几天后，患者急性痛风性关节炎又复发，

就开始"埋怨"医生。

一方面，痛风患者害怕激素的副作用；另一方面，激素在痛风治疗中又不可或缺。该如何才能取舍呢？其实激素的不良反应发生都有规律可循。主要是使用错误导致的，常见的错误方法包括：

◆ **选错药物：**

治疗痛风性关节炎一般建议选用泼尼松、泼尼松龙、甲泼尼松这些中效激素药物，不推荐使用地塞米松之类的长效激素。有些基层医生和患者认为长效药物能长期止痛，殊不知由于其血浆半衰期和生物半衰期不同，其副作用也就会大一些。

◆ **使用激素时间过长：**

有些患者因为激素止痛作用强，就长期使用激素。在急性痛风性关节炎的应用中，使用激素也是短期的，一般剂量适当，疗程不超过 1 周，如此很少能出现不良反应。有时候在使用激素治疗时，还可以配合其他药物以预防不良反应。

◆ **口服激素：**

有些患者朋友常常认为吃药就能解决问题，或者认为输液就能解决问题，但实际上在治疗急性痛风性关节炎时，口服及静脉注射激素已经较少，常用的是局部关节腔注射，或者采用超声导药的方式将激素渗透到疼痛部位。

所以，糖皮质激素只要使用得当，还是可以减少不良反应，也能起到迅速消炎镇痛的目的。

但是，对于痛风患者而言，仅仅消炎止痛就可以了吗？在使用激素控制住急性痛风发作时的红肿热痛症状后，痛风的治疗才刚刚开始。

第四节 痛风急性期的其他止痛方法

"医生，我患痛风有四五年了，虽然一直都是用药降尿酸，但有时候痛风还会发作。不过发作次数多了，我也就习惯了。请问急性痛风发作时不消炎止痛可以吗？"

"您为什么不想在急性痛风性关节炎期用止痛药呢？"

"因为我怕止痛药的副作用。我听说，痛风急性期的止痛药都有副作用。有的时候用的方法不对，可能造成生命危险呢！"

这是一位"老痛风"患者和我的对话。对于痛风患者而言，都对消炎止痛药有一定的抵触。痛风急性发作可以不吃药吗？除了吃药还可以有其他的方法吗？怎么避免消炎止痛药物的副作用呢？无论刚患上痛风的患者还是多年的痛风石患者，都会存在这样的疑问。

首先要说的是，痛风急性期使用的消炎止痛药物确实有副作用，但是不能因噎废食；消炎止痛药物不仅用于治疗急性痛风，而且在降尿酸治疗时也要预防用药。今天我们就来了解一下消炎止痛药物如何用于痛风治疗。

痛风急性期不吃药也能恢复正常

急性痛风性关节炎的发作，主要还是由于长期尿酸高于 $420\mu\,mol/L$ 以上，尿酸盐结晶沉积在关节及其周围组织引起的急性炎症反应。

急性痛风性关节炎通常起病急骤，多数患者在发病前没有先兆症状，或者仅有疲乏、全身不适和关节刺痛等症状。常在半夜或凌晨发病，一般是急性发作的、剧烈的第一跖趾关节红肿、热痛，也可能有其他跖趾关节、踝关节、膝关节、腕关节等关节受累。

通常来说，急性痛风性关节炎在 24 ~ 48 小时疼痛会达到最高峰，轻微发作一般经过数小时至数日就可以缓解，如果症状严重的则可以持续 7 ~ 14 天甚至会更久一些。关节炎发作缓解后，一般症状会完全消失，关节活动恢复正常。少数患者局部皮肤会遗留不同程度的色素沉着，可以出现瘙痒和脱屑。

急性痛风发作有自限性，确切原因不清楚，可能与下列因素有关：

炎症性发热增加了血尿酸盐的溶解度，减少新尿酸盐晶体形成的倾向，而现有尿酸盐晶体在进行溶解。

血流的增加有助于从关节中转运尿酸盐，减少局部尿酸盐过饱和区域形成倾向。

已摄入的一些晶体可以被白细胞的髓过氧化物酶破坏，这样可以让引起炎症反应的细胞不断裂解释放，逐渐缩小了晶体的负荷量。

作为急性痛风性关节炎发作的应激反应部分，促肾上腺皮质激素的分泌抑制炎症过程。在急性发作时，由于结晶白细胞与超氧阴离子相互作用可以改变晶体的性质，并且将蛋白质与晶体结合；蛋白质渗透到关节腔或者白细胞溶解所释放的物质取代来自晶体表面的免疫球蛋白 G 抗体，从而降低炎症特性。

痛风急性期不及时止痛有什么后果？

痛风急性期病理变化主要表现是滑膜充血、滑液产生、中性粒细胞渗出，以及纤维素样坏死、滑膜表层细胞呈灶样增生、滑膜有弥漫性或血管周围炎细胞浸润，包括中性粒细胞、淋巴细胞和少量浆细胞。部分病例的滑膜内可以见到尿酸盐结晶。尿酸盐通过滑液沉着于关节软骨，让软骨表面糜烂；滑液内可以发现细针形、负双折光性的尿酸盐结晶。

通俗点说，就是急性痛风性关节炎的发作，可以增加尿酸盐结晶在关节、软骨、滑膜处的沉积。也就是说，如果不能及时止痛，那么其沉积会加剧。加剧的后果是什么呢？我们一同来看看。

◇ **发作频率增强和持续时间变长：**

初次痛风发作经规范治疗后，约有 62% 的患者 1 年内不发作痛风，但未经及时治疗的患者 1 ~ 2 年内不发作的仅占 16%，2 ~ 5 年不发作的仅占 11%，5 ~ 10 年不发作者为 6%，10 年内不发作者为 7%。也就是说，没有经过规范治疗，那么多数会在 2 年内复发，其后每年发作次数增加，且持续时间会变长，有痛风患者甚至可能急性发作 30 天症状都不能缓解。

◇ **尿酸盐结晶沉积增多形成痛风石：**

急性痛风性关节炎发作的主要特征就是自发性晶体的形成，尿酸盐晶体会引起破骨细胞活性、分化增强，影响周围新骨形成；而且，尿酸盐晶体刺激降低了软骨细胞的活性和功能，会造成局部正常软骨结构消失，呈现空洞软骨陷窝。急性痛风性关节炎不及时治疗，那么尿酸盐结晶就会继续堆积，白细胞不断被吞噬，从而堆积成为痛风石。

◇ **单关节炎可能会发展为多关节炎：**

如果急性痛风性关节炎反复发作和高尿酸血症不予治疗，且未能去除诱因，疾病就可能会从散发性单关节炎或者寡关节炎进展为复发性多关节炎，乃至持续性关节炎、关节变形等。

痛风急性期不吃药可以用别的方法止痛吗？

痛风急性发作期，一般建议及早进行治疗，主张迅速有针对性使用非甾体抗炎药（NSAIDs）、秋水仙碱或糖皮质激素进行消炎镇痛，从而提高患者生活质量，避免尿酸盐晶体沉积造成的关节损害。

对于严重的急性痛风发作（疼痛 VAS ≥ 7）、多关节炎或累及 ≥ 2 个大关节者，建议使用 2 种或以上镇痛药治疗，包括秋水仙碱与非甾体抗炎药、秋水仙碱与口服糖皮质激素联合使用及关节腔糖皮质激素注射与其他任何形式的组合。不建议口服非甾体抗炎药和全身糖皮质激素联用。

通常来说，急性痛风性关节炎患者应该尽快在疼痛发作高峰期后立即到医院就诊，治疗最好在起病 24 小时内开始，治疗开始越早，越有利于病情改善。

痛风急性期患者应该尽量卧床休息，抬高患肢，避免受累关节负重，避免过度劳累和关节损伤，注意保暖，避免受凉，穿鞋要舒适。同时饮食也要避免摄入动物内脏、海鲜、浓肉汤等富含嘌呤的食物，避免饮啤酒、白酒和黄酒等；此外要多饮水，每天饮用 2 000 毫升以上的淡茶水、白开水或矿泉水。

痛风急性期除了上面所说的消炎镇痛治疗外，还有没有其他的方式进行止痛治疗呢？我告诉大家：有，而且不少。

◆ **直流电疗及药物离子导入：**

可以让局部血管扩张，促进血液循环，同时促进局部渗出物的吸收而消肿；降低肌张力，增加胶原组织的延展性，同时能够起到镇痛和促进新陈代谢及浅层组织慢性炎症的消退。除此之外，红外线、低能量氦氖激光照射、超短波、局部蜡疗、泥敷等局部治疗也可以止痛治疗。

◆ **注射臭氧：**

输注臭氧改善关节的主要机制是氧化作用、改善局部的血液循环，以及抑制痛觉的神经传导。国内有少量的相关研究，认为在大关节腔输注臭氧是有效的，但是这并不是一项"常规操作"，临床常常在关节痛风石清除手术的同时进行。

◆ **中药外敷：**

对痛风急性期不适合采用热敷或冰敷的方式治疗，但是可以采用相关中药外敷于红肿关节处，以外用敷料及绷带固定，每次敷 6 ~ 8 小时，每天 1 次，连续敷药多日直到症状得到缓解。

◆ **推拿治疗：**

处于痛风急性期的患者疼痛剧烈，活动受限，可以采用轻柔的揉法和按法进行推拿，减轻疼痛，缓解肌肉痉挛，促进局部血液循环，让炎症吸收加快。

◆ **硫酸镁湿敷：**

50% 硫酸镁溶液对组织而言为高渗溶液，局部湿敷可产生高渗透压，使肿胀部位组织水肿液在短时间内被吸出、消肿。

◆ **抽取关节积液：**

显微镜下能观察到关节腔积液中的尿酸盐结晶，当急性痛风性关节炎发作时，关节腔积液因为炎症反应会增加，虽然炎症缓解后症状会消失，但是抽取关节腔积液可以减少尿酸盐结晶带来的炎症反应。

第五节 如何避免痛风反复发作?

"医生,我从南走到北,又从北走到南,看了中医看西医,求了老医生又求青年才俊,为何痛风还是反复发作呢?"

"医生,我一直遵医嘱用药,药也没有停过,为何我的尿酸就是降不下来?为什么该痛的时候也没含糊过呢?"

总是有痛风患者问我这样类似的问题,其实无论中医或西医,治疗痛风都是从抑制尿酸生成或促进尿酸排泄出发,缩小尿酸池的容量,溶解关节处的尿酸盐晶体。但确实也有些人求医无数,痛风"进门做客后就赖在身体里当主人",反复发作对身体也造成极大的损害。

究竟什么原因呢? 咱们来了解一下痛风复发的十种原因和对痛风治疗认识的四个误区,以及做好避免复发的八件事情。

痛风复发有十种原因,不要一味责怪医生

痛风反反复复发作,有些可能是医生的原因,有些还是与生活习惯有关。

◇ **没有对症治疗:**

在不少痛风患者心中,降尿酸的药物就只有非布司他,实际上日常我们用到的药物还有别嘌醇和苯溴马隆。没有对症治疗的原因,还是没有认识到降尿酸药物的区别,不同的药物其作用靶点和作用机制不一样,别嘌醇和非布司他是抑制尿酸合成药物,苯溴马隆则是促进尿酸排泄的药物。不同类型的高尿酸血症,降尿酸药物不一样,尿酸排泄障碍型患者多采用苯溴马隆,尿酸生成过多型患者多采用非布司他或别嘌醇;此外,对症治疗还需要根据肝肾功能不同,同时兼顾心血管危险因素、肾功能下降情况等合理用药。

◇ **只顾止痛不顾降尿酸:**

有些患者认为痛风就是发作时关节红肿与热痛难以忍受,于是只在乎急性期及时消炎止痛;也有些患者认为急性期止痛使用输液等方式就可以,不需要采用

其他的消炎镇痛药物。其实痛风急性期消炎镇痛药物如能够合理选择，可以避免尿酸盐结晶继续沉积；缓解期的降尿酸治疗是治疗痛风的重点，在缓解期控制好尿酸、调整好肾功能，就能阻止或减少痛风的再次急性发作。

◈ **降尿酸时不预防用药：**

有些患者在刚进行降尿酸治疗时，会因为痛风反复发作而认为治疗无效。其实是因为患者血尿酸水平长期升高，尿酸盐已经在关节内外大量沉积，当血尿酸水平下降过快时，就会导致尿酸盐结晶大量溶解，从而引起痛风的二次发作，通常被称为溶晶痛。其实这个时候还是需要采用小剂量的秋水仙碱或非甾体抗炎药预防，但是常常被有些患者忽视，从而造成溶晶痛的发生率增高。

◈ **没有改善生活习惯：**

不少患者认为，自己规范用药就可以，却忽视了日常生活习惯改善是基础，也是必要的"非药物治疗"。患者在降尿酸治疗中，常常会忽略生活习惯，如不注意保护已经发作过痛风的关节，导致关节受凉或受累；如不注意日常作息，常常熬夜或者是加班；如不注意调整情绪，脾气依然暴躁等，从而导致尿酸突然升高或是排泄减少，使痛风反复发作。

◈ **每日饮食不做控制：**

对于痛风患者而言，本身暴饮暴食、一日三餐不定时定量等都可能导致尿酸增高。另外，高热量和高脂肪尤其是动物脂肪摄入过多也容易导致尿酸增高。痛风患者有时候会出现因为已经在吃药降尿酸，就忽视了饮食方面的控制，尤其没有注意每日热量摄入要比正常人少 10% ~ 15%。以零食代替正餐；每日吃得过多或过饱，以动物蛋白为主；通过饥饿来减肥等情况。这些不合理的饮食习惯，都容易导致尿酸增高和其他代谢性疾病的发生。

◈ **控制嘌呤饮食错误：**

有些人认为，只要避开动物内脏、海鲜或浓肉汤等高嘌呤饮食就好；有些人认为，只要急性期不吃高嘌呤食物就好。实际上，每一样食物都含有嘌呤，尤其是动物性食物对人体尿酸生成的影响要大于植物性食物。痛风的嘌呤饮食控制，既要避开每 100g 食物嘌呤含量大于 150 毫克的高嘌呤食物，也要控制整体的嘌呤摄入量，将每日嘌呤摄入量在间歇期控制在 300 毫克以内，在急性期控制在 150 毫克以内，这样才能既满足食欲又能让营养均衡。

◈ **酒瘾依然难以戒掉：**

痛风患者中不少人有饮酒习惯，有些人认为饮酒前吃降尿酸药就可以阻止痛风发作，有些人认为饮酒后及时吃消炎镇痛药物就可以预防痛风。尤其是在急性痛风症状消失后，就把禁酒或减少饮酒的医嘱忘到"九霄云外"，有些人不喝啤酒改喝白酒，有些人不喝白酒改喝红酒，其实只要是含有酒精的酒类，无论哪种酒喝多后都能造成急性痛风发作和尿酸增高。

◈ **不对体重做出改善：**

体重指数增加，痛风的患病率就会增加；肥胖会引起肝尿酸合成增加和肾尿酸排泄减少，是痛风常见的危险因素。痛风患者中有不少属于皮下脂肪型肥胖和内脏型肥胖。不少痛风患者忽视体重对治疗的影响，痛风伴肥胖会影响降尿酸的效果，降低药物的敏感性，出现痛风反复发作的情况。因此，如果是肥胖者应该合理减肥，而且需要逐步减轻重量，不能过度减肥，过度减重同样会造成痛风的急性发作。

◈ **部分运动方式错误：**

运动本身并不能降尿酸，但适当的运动有助于增强体质、降低痛风发病率和减少内脏脂肪等。有些患者一味认为运动能够有助于缓解关节疼痛，所以不顾运动方法和运动形式。剧烈运动和无氧运动容易造成血容量减少，尿酸排泄减少，也能造成乳酸与尿酸竞争性排泄，从而导致血尿酸短暂升高和损伤关节，出现痛风发作；急性期不恰当的运动容易造成痛风周期变长、疼痛程度加剧。这些运动的误区常常会让患者痛风反复发作。运动时，要循序渐进增加运动量，根据个人情况选择合适的有氧运动方法和运动频率。

◈ **没有定期复查体检：**

有些痛风患者认为，医生开药降尿酸后，就按照医嘱用药即可。但是，降尿酸治疗需要长期药物治疗，也需要多次复诊和复查。如果没有检测尿酸控制情况，就无法判断尿酸下降程度和是否需要调整药物；如果没有检测肝肾功能、血压、血糖等情况，就不能知道药物是否带来了不良反应或是肝肾功能受到影响。

痛风治疗认识有四个误区，需要随时调整

"医生，我明明已经照您的吩咐，认真降尿酸了，也经常检查自己的尿酸情况，为什么我的痛风还是会复发呢？"

这个问题其实也不容忽视，尤其在我们已经了解了前面所说的十个原因后，仍然会有患者提出这样的问题。那么，是不是有什么地方被忽略了呢？当我们痛风发作后，该去医院检查的、该生活调理的、该吃药的都做过后，痛风还是会半夜"突袭"，是不是代表"没救"了呢？

也并非如此，即使我们接受治疗了，也还是会走入一些治疗的误区，尤其下面这四个常见的误区，一不留神就有可能让痛风治疗偏离方向。

◇ **误区一，严格忌口只靠饮食就能降尿酸：**

"为什么我严格忌口后，痛风还会反复发作？"这个问题也是患者常问的问题，我的回答是："可是痛风治疗光靠饮食还不够啊！"人体的尿酸仅有 20% 是来自于食物摄入，单纯的饮食控制仅仅能降低血尿酸 $60 \sim 90 \mu mol/L$，不过饮食控制可以减少急性痛风发作的频率；不少痛风患者血尿酸在 $540 \mu mol/L$ 以上，仅仅忌口无法让尿酸达标。有些患者想要仅靠饮食控制降尿酸的原因是担心药物的"副作用"，但是殊不知尿酸高对人体造成的影响更大。

◇ **误区二，痛风发作时就降尿酸，不痛时就不吃药：**

"为什么我吃了降尿酸药物后，依然还是痛呢？"有些患者在出现急性痛风发作时，就会不管不顾服用各种药物，不仅是消炎镇痛，还降尿酸。实际上，医生并不建议在痛风急性发作期就采用降尿酸治疗，因为这样可能导致尿酸突然降低出现疼痛加剧。另外，有些患者认为关节不痛时，哪怕尿酸再高都不管，也是一个误区；血尿酸水平越高，持续时间越长，痛风的发生率也会越高，形成痛风石、肾结石、慢性尿酸性肾病的概率也会越高。

◆ **误区三, 降尿酸治疗就是要快速把尿酸降下来:**

"医生, 有没有快速降尿酸的方法?"这个问题其实也是不少患者问的问题。有患者认为痛风与尿酸持续增高有关, 心情急切地想要把持续居高不下的尿酸给降下来, 于是常常开始就大剂量地采用降尿酸的药物。但是实际上, 就如前面所讲的尿酸骤然降低会导致痛风反复发作一样, 通常降尿酸是从小剂量开始用药, 根据尿酸下降情况逐步加量, 这样不仅可以避免"溶晶痛"发生的频率, 而且可以避免不必要的不良反应发生。

◆ **误区四, 小剂量降尿酸长期坚持治疗就好:**

"医生, 我可不可以总是小剂量地使用降尿酸药物呢?"这也是患者喜欢问的问题。其实无论非布司他、别嘌醇还是苯溴马隆, 我们都建议小剂量开始, 而且需要根据肝肾功能调整剂量。但是开始服用降尿酸药物后, 一般需要 2 周左右监测各项指标, 血尿酸不达标者, 需要加量, 直至尿酸达到 360μmol/L 以下; 痛风石或慢性痛风性关节炎患者尿酸需要达到 300μmol/L 以下; 另外, 血尿酸值刚达标, 也不能立刻停药, 因为"代谢不平衡", 还需要调整代谢, 可以根据医嘱减药。

预防痛风复发做好八件事情, 学会改变生活

"医生, 是不是坚持降尿酸, 做好生活调节, 就能够避免痛风发作呢?"

其实我不敢肯定地回答, 但生活调节至少可以减少痛风发作的频率; 当然, 如果尿酸持续达标、尿酸盐结晶溶解、尿酸池正常、肾脏功能恢复, 基本上痛风急性发作的概率会少很多。

实际上, 对于痛风而言, 避免急性痛风复发和降尿酸治疗应该是同等关键, 而避免急性痛风复发, 以下八件事情要注意, 建议您能逐一做到, 因为缺一不可:

◆ **注意饮食节制:**

控制高嘌呤、高热量、高脂肪、高盐、高蛋白食物的摄入, 保持每日热量、蛋白质、维生素摄入均衡; 控制饮酒, 最好是戒酒; 控制高果糖饮食的摄

入，减少或避免饮用蜂蜜、糖浆、碳酸饮料、奶茶等高果糖饮料；每天可以饮用240 ~ 300毫升牛奶，分次进食500g左右的蔬菜和300g左右的低果糖水果。

◇ **注意加强饮水：**

每天可以分次饮水8 ~ 9次，总饮水量应该在2 000毫升以上；以白开水、无糖无气泡苏打水、淡茶水为主，多吃含水分多、果糖少的食物，通过增加尿量的方式帮助肾脏排出尿酸，减轻尿酸对肾脏的损害，增强肾脏排泄尿酸的能力。

◇ **注意改变习惯：**

改变运动习惯，让运动变成生活的一部分，每周保持3 ~ 5次不低于30分钟的有氧运动，急性期避免剧烈运动；改变生活习惯，一日三餐定时定量避免饥饿，每天早睡早起避免熬夜，保持心情愉快和社交正常，维护好工作、家庭与朋友的关系。

◇ **注意避免诱因：**

避免关节受伤、受损和受凉，避免过度劳累、精神紧张，避免剧烈运动和过多流汗，避免暴饮暴食和酗酒，这些因素都是痛风急性发作的诱因。

◇ **注意治疗并发疾病：**

积极治疗高血压、高脂血症、糖尿病、肥胖症、心脑血管疾病等与痛风相关的伴发疾病，合理使用兼具降尿酸治疗的相关药物。

◇ **注意避免升高尿酸药物：**

速尿灵等利尿药、氢氯噻嗪等噻嗪类利尿药、吡嗪酰胺等抗结核药、环孢菌素等免疫抑制药，以及烟酸类、茶碱类、水杨酸类等药物能抑制尿酸排泄和诱发尿酸生成过量，如果需要长期或大量使用，就要注意。

◇ **注意定期检查：**

定期监测血尿酸水平，初始服用降尿酸药物的患者，服药后1 ~ 2周检测一次尿酸，1个月复查一次肝肾功能；血尿酸达标后或转氨酶、血肌酐等无异常，2 ~ 3个月复查一次相关情况；同时随时关注血压和血糖水平。

◆ **注意及时就医：**

如急性痛风性关节炎发作，应该及时在 24 小时内就医，积极采用消炎镇痛的治疗方案，切勿迷信各类偏方或秘方，痛风没有"根治"的药物，只有长期坚持积极降尿酸治疗。

痛风反复发作，降尿酸治疗和消炎镇痛治疗缺一不可，长期的规范的降尿酸治疗是基础，药物和非药物治疗相结合，这样才能避免痛风复发。

痛风如何降尿酸

>>>

第一节 痛风降尿酸的达标治疗

张先生55岁，痛风10年，痛风石6年，血尿酸在680μmol/L左右徘徊；进一步检查发现他的血肌酐升高、有肾性高血压，而且多发尿酸性肾结石、肾积水。张先生并不知道自己的病情如此严重，甚至连双手和双脚长出的痛风石及多关节骨质受到严重破坏也不觉得是问题。这10年间，他常常使用苯溴马隆、碳酸氢钠等降尿酸，但每次尿酸降到360μmol/L以下就停药，如此反反复复。

张先生说："医生，我一直遵医嘱降尿酸，做好达标治疗。每次复查血尿酸水平都在正常范围内，可为什么现在肾脏还有问题呢？"

我反问他："您为什么血尿酸一到正常水平就停药呢？"

张先生回答道："别人都说降尿酸药物伤肝又伤肾，所以我当然就要及时停药了。"

有不少人和张先生有同样的想法，认为药物对人体的伤害较高，所以常常尿酸一降下来就选择了停用降尿酸药，可是药突然停下来血尿酸又开始反弹。殊不知，药物对人体的伤害远远要低于持续的尿酸高和反复的急性痛风性关节炎发作对人体的伤害。

而另外一个重要的方面是，痛风治疗达标，不仅仅是血尿酸达到并保持在一定的水平，而且需要让痛风疾病本身不发作、不发展，更不能出现其他伴发疾病的问题。下面我就来讲一讲，痛风怎么治疗才算达标。

痛风的达标治疗首先是血尿酸达标

现在不少医生都在提倡痛风的达标治疗，实际上准确的说法还是痛风的达标管理。痛风的达标治疗指标首先是血尿酸浓度，也就是降尿酸的达标值。

一般来说，对于无症状高尿酸血症患者而言，降尿酸的达标值是在420μmol/L以下；对于合并有心脑血管疾病或代谢性疾病但无痛风发作的患者来说，降尿酸的达标值是在360μmol/L以下；对于已经发作过痛风的患者来说，降尿酸的达标值也是360μmol/L以下；对于出现痛风石或痛风合并有痛风肾的患者来说，降尿酸的达标值在300μmol/L以下，一般在240μmol/L为佳。需要注意的是，尿酸不能长期 < 180μmol/L，也就是尿酸并不是降得越低越好。

清楚了血尿酸的达标目标后，我们还是要了解为什么是这样的目标值，而不是别的目标值。其实这还是因为尿酸盐沉积的原理。在 pH 值为 7.4、体温在 37℃的条件下，血尿酸 > 420μmol/L 就容易形成尿酸盐结晶体及聚集成团。这就意味着，出现了高尿酸血症后，我们的血液、组织液中的尿酸就会呈现过饱和状态，尿酸不能溶解其中就会沉积在关节、软骨、肌腱、滑膜、软组织或器官等处，引起关节、肾脏、血管的损害。

科学家们研究发现，血尿酸在 360 ~ 420μmol/L 时，痛风往往就已经开始出现，发生率为 0.1%；随着血尿酸升高，痛风的发生率也逐渐升高，血尿酸在 420 ~ 540μmol/L 时，痛风的发生率为 0.5%；血尿酸 > 540μmol/L 时，痛风的发生率为 4.9%。所以，血尿酸在 420μmol/L 以下，对于高尿酸血症患者来说，就相对安全；血尿酸 < 360μmol/L，痛风的发生率会降得更低。

血尿酸水平持续稳定且低于尿酸在血液中的饱和度，也就能促进尿酸盐结晶的溶解或阻止新结晶的形成。这也是血尿酸持续达标的期望效果。当然，如果将痛风的达标提升到管理的阶段，仅仅血尿酸达标还不够，痛风的达标管理则覆盖范围更为广泛：保持血尿酸稳定在达标范围内并且不再上升，避免或减少痛风发作次数，避免或减少尿酸盐结晶沉积，溶解或去除痛风石，避免或减少关节出现损害和骨质遭受侵蚀，消除或减少肾脏、心脑血管等器官受损，避免或减少高血压、高血脂、高血糖、肥胖症等代谢疾病的出现。只有长期维持这样的达标效果，才能够让部分痛风患者达到"临床治愈"。

痛风的达标治疗不仅是降尿酸

长期血尿酸处在达标水平以下有没有好处呢？当然有。一方面尿酸一直低于饱和度，那么身体对于血尿酸水平的波动就可以较好地调节和提高耐受能力，毕竟我们的血尿酸水平不是一成不变而是动态平衡；还有一方面就是更低的血尿酸水平显而易见地能阻止尿酸钠盐结晶体的形成、降低痛风反复发作的可能性和痛风石及痛风石样沉积物的形成。

痛风的达标治疗的关键还是血尿酸达标，血尿酸达标的关键当然还是降尿酸治疗，降尿酸治疗的主要方案之一就是采用降尿酸药物。降尿酸治疗是需要长期坚持的，不能仅仅关注血尿酸，而忽视肾脏受损和痛风石形成等。

痛风的达标治疗不仅仅是降尿酸治疗，而是急性期尽快缓解并消除关节炎症状；缓解期根据不同情况控制血尿酸并预防其他并发疾病的发生。

◇ **痛风急性期的达标治疗：**

痛风急性期的达标治疗以消炎镇痛和改善症状为主。急性痛风发病后 24 小时内，给予药物治疗，推荐痛风急性发作的一线药物包括秋水仙碱、非甾体抗炎药，二线药物为糖皮质激素。当使用药物 24 小时内疼痛改善 < 20% 或者治疗 48 小时后疼痛改善 < 50% 就要考虑两种药物联用，如秋水仙碱联用糖皮质激素或秋水仙碱联用非甾体抗炎药，但不建议两种非甾体抗炎药联用；如果疼痛依然得不到缓解，就要考虑使用 IL-1 拮抗剂。

◇ **痛风缓解期的达标治疗：**

痛风间歇期的达标治疗以平稳降尿酸、去除尿酸盐结晶、缩小尿酸池、调理代谢为主。在服用降尿酸类药物初期，可能会引起痛风的发作也就是"溶晶痛"，这是因为血尿酸水平的突然改变导致组织沉积的尿酸盐被动员出来。为了预防降尿酸起始阶段的痛风发作，建议同时采用非甾体抗炎药或秋水仙碱常规预防性治疗 3 ~ 6 个月。此外，对于关节有尿酸盐沉积较多的情况可以采用手术去除尿酸盐结晶沉积或痛风石；对于血液中的尿酸盐晶体可以采用免疫吸附治疗。

痛风整体治疗方案是 15 个字

痛风治疗，首先是要改善相关的危险因素。虽然单纯的饮食和生活方式可能对于降尿酸起的作用不大，但在一定程度上至少能起到预防急性痛风性关节炎发作的作用，比如避免暴饮暴食、避免饥饿、避免关节外伤、避免关节受凉等。

其次，我们要清楚，痛风的治疗目标不仅仅是针对痛风，在确定开始治疗后，就要对尿酸、肝肾功能、血压、血脂和血糖等定期规律监测。患者要定期复查，根据相关检查情况调整治疗策略、治疗方法和用药等。我并不建议患者自行用药，毕竟医生无论临床经验还是专业知识都要丰富些，要学会听医生的话。

痛风的整体治疗方案，主要还是"抗炎、降尿酸，溶晶、调代谢，保肾、抗复发"这 15 个字。看起来简单，做起来却不容易。

◇ **抗炎：**

急性痛风性关节炎及时消炎止痛。痛风性关节炎一旦急性发作，首先是卧床休息，减少活动，抬高患肢，避免负重；其次是低嘌呤饮食，多喝水；当然重要的还是及时就医，一般最好在发病之初 24 小时内开始用药，且越早越好。痛风急性发作的治疗药物主要是秋水仙碱、非甾体抗炎药（NSAIDs）和口服或静脉滴注的糖皮质激素，但首选前两种。急性期治疗的关键在于使用药物时间够早，越早越能够有效控制症状。痛风急性期不建议盲目使用降尿酸药物，间歇期后再加用。

◇ **降尿酸：**

间歇期开始降尿酸治疗，要让尿酸值长期低于 360μmol/L；对于慢性痛风性关节炎、痛风石、痛风肾的患者，尿酸值要长期低于 300μmol/L；血尿酸不能小于 180μmol/L，因为会出现低尿酸血症。降尿酸一般根据肾功能情况选用药物治疗，包括减少尿酸生成的别嘌醇、非布司他和促进尿酸排泄的苯溴马隆、丙磺舒等；药物治疗通常从小剂量开始，逐渐增加剂量直至血尿酸维持达标值。而且在降尿酸治疗时，还需要启动预防复发的措施并且维持至少 6 个月。

◇ **溶晶：**

痛风一旦发作，就代表尿酸盐结晶已经在关节处沉积。所以刚开始进行降尿酸治疗时，容易出现溶晶痛的情况，这便是关节处的尿酸盐晶体脱落，溶入血液造成血尿酸短暂升高。溶晶，可以进行长期的降尿酸药物治疗，让尿酸盐晶体逐步缓慢溶解，也可以采用针刀镜进行治疗，针刀镜可以清除关节和关节腔内的尿酸盐结晶，同时可以清理附着在骨关节的滑膜增生。而有痛风石的患者，如果仅仅药物治疗，溶晶时间可能更长，需要至少五年时间；此时也可以采用针刀镜或关节镜清理尿酸盐结晶和关节液中的大量白细胞和炎性介质。

◇ **调代谢：**

痛风始终还是一种晶体性、代谢性、风湿免疫性疾病，是尿酸生成和排泄的代谢出了问题。那么调代谢也就是从标本兼治的角度出发，让生成和排泄问题解决，主要就是让尿酸池的尿酸恢复到 1 200 毫克以内，让身体每天正常产生 750 毫克左右的尿酸，排泄 500 ~ 1 000 毫克尿酸。调代谢包括采用中医药调理，也包括持续的降尿酸治疗。同时还可以采用免疫吸附治疗，清除血液中的游离尿酸盐晶体和多余的尿酸，从而让尿酸池的尿酸降下来。

◇ **保肾：**

长期痛风本身会损伤肾功能，导致痛风性肾病和尿酸性肾结石；而降尿酸的药物本身也对肾功能有一定伤害。保肾，就是需要慎重用药，无论是消炎镇痛药还是降尿酸药物，都要根据肾功能情况调整药量。保肾，也要减少因为尿酸排泄不畅造成的肾脏损害，有 90% 的痛风患者有尿酸排泄障碍，要合理运用促进尿酸排泄的药物，还要碱化尿液让尿 pH 值保持在 6.2 ~ 6.9。保肾，还需要合理运动，中西医结合治疗，采用相关保肾的药物，让肾脏功能不至于进一步受损。

◇ **抗复发：**

其实还是定期复查的问题，痛风是慢性疾病，慢性病没有快速治疗的方法，需要定期复查。复查什么呢？监测尿酸控制情况，判断治疗效果，调整降尿酸药物的剂量；复查降尿酸治疗尤其是药物是否有不良反应，是否需要调整治疗方案；复查是否出现并发症，如肾脏功能、心血管功能是否有影响；复查是不是很好地执行了生活方式调整。抗复发，就是要不断调整治疗方案，让病情稳定，尿酸控制良好。

如果按照这些要点，进行长期治疗和多次复诊、复查，及时调整治疗方案，一般来说可以达到初步缓解和临床治愈，慢慢把血尿酸水平维持在达标值，就很难出现痛风相关的病症。

痛风的达标治疗什么时候停药？

降尿酸药物是不是一旦开始用就不能停了呢？不少患者担心这一点，也会容易走入误区。其实达标治疗到了一定程度后，可以逐步减停药。需要注意"减停药"和"停药"是不一样的。因为突然停药，很容易导致血尿酸水平反弹；而逐步减停药，可以给身体一个适应期。

那么该如何减停药呢？其实还是要基于痛风达标治疗与管理来采取措施：

◆ **初始降尿酸阶段：**

如果降尿酸药物对症，且剂量相当，无不良反应，通常 2 ~ 4 周血尿酸会有大幅下降，甚至可能降低到达标水平，这时候不建议逐步减停药，而应该维持剂量继续用药。

◆ **尿酸持续达标 6 个月以上：**

如果持续采用降尿酸治疗，尿酸始终在达标水平，那么经过检查，发现关节无尿酸盐结晶、无急性痛风性关节炎发作、肝肾功能正常的情况下，可以适当减量，但不建议停药；如果药物减量后发现血尿酸上升，则应该恢复原有剂量。

◆ **尿酸持续达标 12 个月以上：**

如果尿酸继续持续达标，而身体各方面情况都比较健康，且没有痛风的合并症发生，那么可以在原有减量的基础上再将药量减半，或者采用最小剂量维持。此时仍然不建议停药，也不建议隔天用药。

当维持最小剂量的情况下，尿酸依然持续达标 6 个月以上，这时候就可以考虑停药。但是痛风的治疗，并不能只依赖药物而不注重生活调节。尤其是生活方式的改变，对于痛风患者的达标治疗而言是基础。如果生活方式不改变，那么就算尿酸通过各种治疗方法和药物降下来并达标了，后面还是会因为种种不良生活习惯，导致尿酸继续升高。

痛风患者的自我管理是防复发的保证

痛风性关节炎虽然急性发作时起病急骤，但仍然属于慢性的局部关节炎症性疾病，在开始进行疾病治疗前，要做好终身治疗的准备；哪怕住院治疗也只是短暂的强化治疗过程，长期的降尿酸治疗、药物副作用的观察、关节功能的健全、肝肾功能的监测都需要患者自我进行管理。

所谓痛风治疗需要的是"降尿酸医生领进门，防复发患者靠个人"。那么，对于患者的自我管理，一般应该怎么做呢？

◆ **配合医生积极治疗：**

在风湿免疫科医生的指导下，规范治疗、定期复查。尤其在治疗过程中，不要漏服、自行减量、自行停用相关消炎镇痛药或降尿酸药物；不要去随意相信偏方、秘方等未经中西医认定的药物；在降尿酸过程中要养成1个月复查一次血尿酸、1～3个月复查一次肝肾功能的习惯。

◆ **自己做好生活管理：**

在风湿免疫科医生的指导下，做到饮食有节，避开海鲜、动物内脏、浓肉汤等高嘌呤食物；做到营养均衡，适量吃瘦肉、淡水鱼，适量吃低果糖水果、蔬菜等；做到饮食健康，避免高果糖饮料及啤酒、白酒、黄酒等酒；适当进行有氧运动并养成习惯；保持身体体重不要超标；根据肾脏功能适当饮水，保持每日排尿量在2 000毫升以上；学会排解生活上面临的压力，保持早睡早起不熬夜的好习惯。

对于痛风患者而言，万事开头难。无论是治疗的依从性、检查的规律性、不良生活方式的调整，都不是一蹴而就的，要逐渐形成习惯。要提醒大家注意的是，痛风患者自我管理在痛风达标治疗中占70%，只有做好自我管理，避免疾病诱因，规范治疗疗程，才有可能让痛风不再复发。

第二节 使用别嘌醇注意皮疹

"别嘌醇是不是可以降尿酸？我痛风吃别嘌醇就可以了吧？"

"别嘌醇比非布司他便宜不少，为什么您不建议我用别嘌醇，而用非布司他？"

"我听说欧美指南都推荐用别嘌醇，是不是这个药比非布司他要好？"

别嘌醇是一种痛风治疗的降尿酸药物，具有较好的降尿酸作用；尤其适用于尿酸生成过多型患者，还可用于治疗慢性原发性和继发性痛风，也可用于继发于恶性肿瘤、器官移植后的高尿酸血症，以及草酸钙结石病。在讲述别嘌醇的使用时，大家需要了解：

首先，非布司他和别嘌醇目前都已纳入国家医保目录，非布司他属于医保乙类药品，限肾功能不全或别嘌醇过敏的痛风患者；别嘌醇也不便宜。

其次，欧美指南近年来的推荐意见，确实是建议别嘌醇为一线药物，但是亚太地区要根据实际情况作出调整；临床用药上，我们也要考虑非布司他的心血管风险。

但是，一谈到降尿酸就只用别嘌醇，那就会犯了以偏概全的错误。我们都知道，"是药三分毒"，像别嘌醇这种治疗痛风降尿酸的药物，如果没有正确使用，有时候代价也不是我们能承受得起的。

痛风急性发作时，别服用别嘌醇

别嘌醇是一种黄嘌呤氧化酶抑制剂，其药物的作用机制是抑制尿酸的生成，很适合由尿酸生成增多所致的痛风患者。别嘌醇确实有良好的降尿酸作用，在临床上应用非常广泛，而且在痛风治疗中的地位也比较突出。

◆ 《2011 年日本痛风 - 核酸代谢协会管理指南》指出：

"在急性痛风性关节炎缓解后 2 周左右，应以低剂量苯溴马隆或别嘌醇开始服用降尿酸药物。"

◆ 《2016 年 EULAR 痛风诊治指南》指出：

"建议将别嘌醇作为一线 ULT 药物，低剂量起始；别嘌醇剂量需要根据肌酐清除率调整。"

◆ **《2020 年 ACR 痛风临床实践指南（草案）》指出：**

"推荐别嘌醇作为一线治疗药物，尤其对于慢性肾脏疾病（CKD3）期以上者，推荐选择黄嘌呤氧化酶抑制剂别嘌醇或非布司他。"

◆ **《2016 中国痛风诊疗指南》指出：**

"痛风患者在进行降尿酸治疗时，抑制尿酸生成的药物建议使用别嘌醇或非布司他；促进尿酸排泄的药物，建议使用苯溴马隆。"

虽然在众多国家或地区的痛风诊治指南中，别嘌醇被列为高尿酸血症及痛风患者降尿酸治疗的一线用药。但是，并不是所有的痛风患者都适合使用别嘌醇。

我们从以上指南中可以看到的是：别嘌醇适用于慢性原发性或继发性痛风患者的治疗，也可用于反复发作性尿酸结石患者。对白血病、淋巴瘤或其他肿瘤在化疗或放疗后继发的组织内尿酸盐沉积、肾结石等，也有比较好的预防作用。但是，别嘌醇不适用于痛风急性发作时期初始降尿酸治疗，因为有可能加重或延长急性期的炎症。

此外，别嘌醇经过肝脏代谢所以对肾脏负担小：别嘌醇进入体内后，在肝脏代谢为有活性的羟嘌呤醇，全部通过肾脏排出体外。所以患者如果有慢性肾脏疾病，医生根据肾脏情况就要先选择别嘌醇，别嘌醇的剂量根据肾功能不同而做出不同的选择。

别嘌醇有超敏反应，使用不当会危及生命

43 岁的林先生是一位痛风患者，来看病时，他的脸上、手上、腿上都有大面积的红斑和斑丘疹，被确诊为重症多形性红斑。通过及时救治，才让林先生保住了一条命。

这重症多形性红斑是痛风引起的吗？并不是。林先生患上痛风后，从别的病友那里得知别嘌醇价格便宜也可以降尿酸，自己自行购买后服用，结果出现了全身皮肤过敏的情况。也就是说，别嘌醇使用不当，就有可能造成这样的超敏反应。

有部分患者如林先生一样，使用别嘌醇会出现药物超敏综合征、重型渗出

性多形红斑药疹、中毒性表皮坏死松解症等。这样的超敏反应发生率高吗？其实并不低，一般在 5%；而且如果出现超敏反应，没有及时就医，致死率高达 30% ~ 50%。

那么什么人使用别嘌醇降尿酸容易发生别嘌醇的超敏反应呢？研究表明，别嘌醇的超敏反应发生与 HLA-B5801 基因存在明显相关，汉族人群携带该基因的比例较高，为 10% ~ 20%。也就是说，别嘌醇这种药，对于欧美人群而言，发生超敏反应的概率相对要小很多。

是不是这么危险的药物不吃为好呢？其实并非如此。在有条件的情况下，可以抽血检查 HLA-B5801 基因，如果为阳性，就不推荐使用别嘌醇；没有条件的情况下，就要从小剂量开始，一旦出现皮疹，立即停用，以避免出现严重的剥脱性皮炎。

别嘌醇除了可能发生皮肤超敏反应外，还要避免与一些药物合用，主要包括以下药物：

◈ **别嘌醇与抗生素氨卡西林合用时：**

患者的皮疹发生率增多。

◈ **别嘌醇与免疫抑制药硫唑嘌呤或巯嘌呤合用时：**

可能加重免疫抑制并产生细胞溶解；必须合用时，应将硫唑嘌呤或巯嘌呤剂量降至正常剂量的 1/4。

◈ **别嘌醇与碱性磷酸盐等尿酸化药同用时：**

可以增加痛风及高尿酸血症患者肾结石形成的可能。

肾功能不全患者使用别嘌醇需要减量

别嘌醇经过肝脏代谢，经过肾脏排出体外。肾功能正常且属于尿酸生成过多型的痛风患者，在遵医嘱降尿酸时，如果合理使用别嘌醇后 1 ~ 2 天，血液中的尿酸浓度会开始下降，7 ~ 14 天达到下降高峰；一般痛风患者对症坚持服用 3 ~ 6 个月，尿酸就会降到 360 μmol/L 以下的达标值。

但是，我们要注意，别嘌醇是依赖肾脏进行排泄的药物，如果患者肾功能不全，别嘌醇进入人体后代谢完的物质就会在肝脏和肾脏蓄积，增加药物中毒的风险。所以，临床医生会根据患者的肾功能来确定使用别嘌醇的起始剂量：

肾功能正常者及慢性肾脏病（CKD）1～2期[估算肾小球滤过率（eGFR）≥ 60 毫升 /（min·1.73 ㎡）]，则别嘌醇起始剂量为 100 毫克 /d，每 2～4 周增加 100 毫克 /d，最大剂量不能超过 800 毫克 /d。随着肾功能下降，别嘌醇的起始剂量也要下降，当 eGFR ＜ 15 毫升 /（min·1.73 ㎡），就不能使用别嘌醇了。

也就是说，并不是任何高尿酸血症与痛风患者都可以使用别嘌醇来降低血尿酸水平，主要还是取决于患者自身的身体状况，也就是肝肾功能；还要强调的是，别嘌醇不适用于高尿酸血症患者，如果高尿酸血症无痛风症状，不要轻易用降尿酸药物，而是坚持生活调理。

高尿酸血症和痛风患者长期尿酸居高不下，就会容易出现肝肾功能损伤；而别嘌醇等药物也有可能对肌酐等造成影响。所以，在治疗痛风时，需要每 1～3 个月定期检查肝肾功能，吃药的同时也要根据情况护肾、保肝。

第三节 使用非布司他注意心血管

对于长期患痛风、高尿酸血症等疾病的患者来说，医生开具的药物有秋水仙碱片、非布司他片、苯溴马隆片和碳酸氢钠片。目前临床常用的降尿酸药物有抑制尿酸生成药和促进尿酸排泄药，非布司他属于抑制尿酸生成药，适用于痛风患者高尿酸血症的长期治疗。下面我就来简单介绍一下非布司他，光靠非布司他就能降尿酸吗？非布司他可以长期服用吗？

非布司他没有副作用吗？

1970年，日本就开始投入研发非布司他，经过2 000多次临床试验，这款药品终于研究成功。这款药品印度也有仿制药，国内也有生产。

非布司他为黄嘌呤氧化酶（XO）抑制剂，会选择性地结合XO，且不会与嘌呤和嘧啶代谢过程中的其他酶（如嘌呤核苷磷酸化酶等）发生作用，也不会对嘧啶和嘌呤的代谢产生影响，适用于具有痛风症状的高尿酸血症的长期治疗。XOR是导致尿酸形成的一种酵素，非布司他的药用原理便是通过阻碍XOR的动作从而阻止尿酸的生成，结果就是血液或尿中的尿酸减少。

2013年起非布司他在中国上市，欧美上市时间分别是2008年和2009年，在欧美的痛风指南中，非布司他为一线降酸药物，其具有强效、安全、轻中度肾功能不全者不需要调整剂量的优势。

但是请注意一点，国内外诊疗指南均不推荐无症状高尿酸血症常规进行药物尤其是非布司他降尿酸治疗。在2019年11月13日美国风湿病学会（ACR）发布的《2020年痛风临床实践指南（草案）》中指出："抑制尿酸合成药（非布司他）本身可增加心血管事件发生风险，促进尿酸排泄药苯溴马隆本身可以引起肝损害。"

非布司他在日本属于处方药，说明也是具有副作用。无论服用哪里生产的非布司他，医生都会建议每一到两个月去医院进行相关检查。非布司他的不良反应包括：

◇ **常见不良反应：**

该药会出现头痛、腹泻、背痛、关节痛、皮疹、转氨酶升高等不良反应。

◇ **可能造成肝损伤：**

该药主要通过肝脏代谢，在肝的代谢产物为非活性物质，49% 通过肾排泄，45% 经过粪便排泄，轻中度肝损伤患者可以使用，重度肝损伤患者不建议使用；3.5% 的人服用本药后转氨酶升高，用药过程中出现疲乏、厌食、黄疸、尿色加深或右上腹不适，这时就要检测血清丙氨酸转氨酶（ALT）、天冬氨酸转氨酶（AST）、碱性磷酸酶和总胆红素等肝功能，当血清丙氨酸转氨酶（ALT）超过正常值上限3 倍，就要暂停用药。

◇ **药物相互作用：**

该药虽然药物相互作用少，但是与硫唑嘌呤、巯嘌呤合用可使以上药物的血浆浓度升高，增加骨髓抑制的风险；与茶碱合用可使茶碱的血浆浓度升高。也就是说接受硫唑嘌呤、巯嘌呤、茶碱等治疗的患者要禁用该药。

◇ **药物心血管风险：**

对于痛风伴心血管疾病史的患者，非布司他造成如心血管死亡、非致命性心肌梗死、非致命性中风等心血管不良事件发生率与别嘌醇相当，由 FDA 要求而发起的大型试验 CARES 发现，在合并主要心血管疾病的痛风患者中，非布司他的心血管死亡率和全因死亡率高于别嘌醇。所以有高血压、糖耐量异常或糖尿病、高脂血症、冠心病、脑卒中、心力衰竭等心脑血管危险因素和心血管疾病的痛风患者服用前要慎重评估，在降尿酸期间要监测心脑血管风险，监测内容应包括心肌梗死（MI）、卒中及肝功能受损的症状和体征。

哪些患者首选非布司他？

高尿酸血症可分为三型：尿酸排泄不良型、尿酸生成过多型和混合型。非布司他通过选择性抑制黄嘌呤氧化酶，减少尿酸生成而降低血尿酸水平，最适合尿酸生成过多型。需要首选非布司他进行治疗的患者有以下几类：

◆ **轻中度肾功能损害的痛风患者：**

别嘌醇在肝脏代谢为有活性的羟嘌呤醇，经肾脏排出体外。肾功能不全的患者由于代谢不畅，使得药物在体内蓄积，从而导致不良反应增加。与此对比，非布司他主要在肝脏代谢为非活性物质，49% 通过肾脏排泄，45% 经过粪便排泄，属于双通道排泄药物。因此对于轻中度肾功能损害的痛风患者，应当首选非布司他进行治疗。

◆ **别嘌醇不耐受的痛风患者：**

我国有 0.6% 的痛风患者服用别嘌醇后会产生严重的不良反应，如重型多形红斑、大疱性表皮坏死松解、剥脱性皮炎等。别嘌醇属于非特异性黄嘌呤氧化酶抑制剂，在结构上与嘌呤高度相似，因此别嘌醇除参与嘌呤分解代谢的调节外，还参与嘌呤其他代谢的调节。而非布司他属于特异性黄嘌呤氧化酶抑制剂，不干扰嘌呤和嘧啶的合成，不良反应较别嘌醇小。因此，不耐受别嘌醇（产生严重不良反应）的痛风患者，应当首选非布司他，遵医嘱进行治疗。

◆ **血尿酸控制不理想的患者：**

非布司他可以同时抑制还原型和氧化型的黄嘌呤氧化酶，较小剂量就能发挥强大的黄嘌呤氧化酶抑制作用。而别嘌醇只对还原型的黄嘌呤氧化酶有抑制作用，对氧化型无效，因此非布司他双管齐下、两者兼顾的特性决定了其比别嘌醇更高效。

值得注意的是，单用非布司他时，容易引起痛风的急性发作，所以一般在用药前 3 ~ 6 个月，要在医生的指导下加用秋水仙碱或非甾体类抗炎药。

非布司他可以长期服用吗？

从临床上看，非布司他适用于痛风患者的长期治疗，包括尿酸生成增多和肾清除率下降的痛风患者，同时适合别嘌醇不耐受、治疗后尿酸不能达标的患者，但不建议用于无临床症状的高尿酸血症。根据中华医学会风湿病学分会《2016中国痛风诊疗指南》：

"推荐意见9：痛风患者在进行降尿酸治疗时，抑制尿酸生成的药物，建议使用别嘌醇或非布司他；促进尿酸排泄的药物，建议使用苯溴马隆等抑制尿酸生成的药物，非布司他在有效性和安全性方面较别嘌醇更具优势。对促进尿酸排泄的药物，苯溴马隆和丙磺舒均可用于慢性期痛风患者。"

非布司他起始剂量为 20 ～ 40 毫克 /d，2 ～ 4 周可增加 20 毫克 /d，常规剂量是 80 毫克 /d，最大剂量为 120 毫克 /d；合并心脑血管疾病的老年人谨慎使用；慢性肾脏病 4 ～ 5 期降尿酸药物优先考虑非布司他，最大剂量 40 毫克 /d。

服药一段时间之后要去复查，检查尿酸值，如果尿酸仍然居高不下需要继续吃，待尿酸值回到正常水平，可以慢慢减少用药剂量，但是不要随便停药，以免反弹。

和别嘌醇一样，非布司他属于黄嘌呤氧化酶抑制药，但是两种药物分子结构完全不同。非布司他主要通过非竞争机制与黄嘌呤氧化酶结合，抑制黄嘌呤酶活性和尿酸生成。与别嘌醇相比，非布司他可以抑制还原型、氧化性黄嘌呤氧化酶和不干扰嘌呤的嘧啶代合成。在不良反应上，比别嘌醇要更小。

非布司他对轻中度肾功能不全的患者不需要调整剂量，此外，它与别嘌醇相比所具备的优势：耐受性良好，半衰期长，依从性高，不良反应相对少，药物相互作用少。

非布司他空腹后在肠道吸收，生物利用度为 47%，其主要是在肝部代谢非活性物质，45% 通过粪便排出、49% 通过肾排泄。虽然对肾功能不全患者可以使用，但是因为在肝代谢，所以肝功能异常的痛风患者需要谨慎使用。这也就解释了为什么风湿免疫科医生需要痛风患者查肝肾功能。一是为明确伴发疾病；二是作为用药前的基础检查，精准用药。

对于一般痛风患者，血尿酸应稳定控制在 360μmol/ 以下；对严重痛风（痛风石、慢性关节病变、痛风频繁发作）患者，血尿酸应稳定控制在 300μmol/L 以下，以促使尿酸结晶更快溶解。当尿酸结晶完全溶解后，即可将药物减量，并将血尿酸控制水平由 < 300μmol/L 提高到 < 360μmol/L。

吃非布司他会引起痛风发作正常吗？

在非布司他说明书上写道：吃非布司他初期，可能引起痛风发作。这个现象是正常现象吗？需要停药吗？

痛风患者在服药期间，不仅包括非布司他，苯溴马隆、别嘌醇等药物降尿酸时也会出现溶晶痛的现象。这是因为血尿酸水平的改变导致组织沉积的尿酸盐被动员出来。尿酸盐结晶在未服用药物时，沉积在跖趾关节、踝关节、膝关节等部位；这些沉积的尿酸盐结晶在偏振光显微镜下多显现出针形。在服用药物时，身体默认缺少尿酸，便会从尿酸库、尿酸沉积处调集尿酸溶解到血液中，保持原来的尿酸浓度，这时候就会引发痛风的急性发作。

因此部分医生在建议用药时，会在降尿酸初期将药物用量减半，比如：非布司他的服用量从 10 毫克规格开始服用，每日一次，同时每日监测体内尿酸含量；2 周后从 20 毫克规格服用，同样每日一次；6 周后从 40 毫克规格开始服用。

逐渐加量的服药方式不能完全避免溶晶痛，所以有些医生依然会建议非甾体抗炎镇痛药的服用。我们认为，溶晶痛现象其实代表了尿酸已经在逐步得到控制，且关节内的尿酸盐结晶也在溶化，所以不必过分焦虑。只有将尿酸控制在达标水平，关节功能得到恢复，急性痛风发作不再频繁，才是治疗痛风的根本。

这些情况请考虑停药

在美国食品药品监督管理局的统计数据里：非布司他可出现皮疹或超敏反

应；约 4% 的痛风患者服用后出现转氨酶升高，停药后可恢复正常；当用量超过 80 毫克 /d 时，心血管不良事件发生率增加；其他的不良反应包括心绞痛、贫血、消化不良、视物模糊、水肿等。

所以用药期间出现相关问题，要及时咨询主诊医生。

需要明确的是，作为抑制尿酸生成的药物，非布司他并不能改变人体嘌呤代谢异常的问题；在痛风急性期发作时，非布司他并不具备止痛功能，只能作为长期抑制尿酸生成的药物；如果用药期间出现肝功能异常就需要终止用药。

在国内，非布司他公开发表的不良反应案例较少。长期治疗研究显示，非布司他具有较好的耐受性，其常见的不良反应有头痛、恶心、腹泻、关节痛及流感样症状等，其他有：

◇ **严重不良反应：**

心血管疾病，包括非致死性心肌梗死、非致死性中风，以及心血管死亡的发生率高于别嘌醇，心血管不良反应的发生率和非布司他剂量没有关系，且不随治疗时间的延长而增加。

◇ **皮肤反应：**

国内外均有临床报道，表现为带状疱疹、皮疹、瘙痒、血管神经性水肿、皮肤色素沉着改变、皮肤划痕症等。如怀疑发生严重的皮肤反应，应停止使用非布司他，及时就医。

◇ **肝损害：**

如出现表现为疲劳、厌食、右上腹不适、尿色加深或黄疸等症状的肝损伤，应立即监测肝功能。若发现患者肝功能异常 [谷丙转氨酶（ALT） > 正常值上限的 3 倍] 时，应中止用药，尽量确定可能的原因，在原因不明确时，不应再次使用。

第四节 使用苯溴马隆注意肝肾功能

苯溴马隆算是促进尿酸排泄的"老药"了。说"老"，是其从1967年开始用于痛风降尿酸治疗，可谓是继丙磺舒后的"资深"降尿酸药物。

有患者问："医生，为什么只有中国使用苯溴马隆，而欧美国家没有使用呢？"比如在《2020年ACR痛风临床实践指南》中，建议使用促进尿酸排泄药物为丙磺舒。痛风患者所存的疑惑就是："是不是苯溴马隆有副作用啊？""是不是苯溴马隆已经被淘汰了啊？"

其实，苯溴马隆长久没有在欧美痛风诊疗指南上出现的原因，还是因为2002年时，因为有4例痛风患者服用苯溴马隆出现了肝严重不良反应，从而导致这个药物从欧洲撤市。但是此后的研究发现，在4例肝损害中，只有1例严重肝损害和苯溴马隆有关，其余3例其实缺乏充分的证据；进一步研究发现，苯溴马隆在欧洲发生肝毒性的风险与普通药物肝损伤发生率其实相似，仅为1/17 000。

所以近年来，苯溴马隆在欧洲多个国家和地区已经恢复临床应用；在我国，苯溴马隆也是目前处方量高于非布司他的降尿酸药物。《中国肾脏疾病高尿酸血症诊治的实践指南（2017版）》《高尿酸血症社区管理流程的专家建议》《2018专家共识：高尿酸血症和高心血管风险患者的诊断和治疗》《中国高尿酸血症相关疾病诊疗多学科专家共识》《中国高尿酸血症与痛风诊疗指南（2019版）》等高尿酸血症及痛风、尿酸性肾病管理中，均将苯溴马隆列为降尿酸的一线用药。那么，苯溴马隆可不可以长期吃？苯溴马隆长期吃需要注意什么？

苯溴马隆属于促进尿酸排泄药物

血液中尿酸的浓度取决于尿酸生成和排泄之间的平衡，嘌呤合成代谢增强，尿酸产生过多和（或）尿酸排泄减少均可以引起高尿酸血症；高尿酸血症是指正常嘌呤饮食状态下，无论男女非同日两次空腹血尿酸水平 $\geqslant 420\,\mu\text{mol/L}$；高尿酸血症有三种类型：尿酸生成过多型、尿酸排泄减少型和混合型。

为什么会出现尿酸排泄减少呢？我们知道，尿酸在肾的排泄过程中经过肾小球滤过、近端肾小管重吸收、分泌和分泌后重吸收四个过程，药物、代谢障碍性疾病、饮食习惯、运动习惯等，都可能会影响肾小球滤过率或降低肾血流量、损害肾小管排泄功能等，从而导致尿酸排泄减少。

尿酸排泄减少是引起高尿酸血症的重要因素，包括肾小管滤过减少、肾小管重吸收增多、肾小管分泌减少及尿酸盐结晶在肾脏沉积。70% 的痛风患者是直接属于尿酸排泄减少型，20% 的痛风患者属于尿酸排泄减少和尿酸生成增多兼具，这其中以肾小管分泌减少居多。

苯溴马隆与丙磺舒这类促进尿酸排泄的药物，主要是通过与进入肾小管管腔内的尿酸竞争尿酸转运体，抑制肾小管对尿酸的重吸收。

选择降尿酸药物时，需要综合考虑药物的适应证、禁忌证和高尿酸血症的分型；苯溴马隆可以用于尿酸排泄障碍的患者，但不适用于尿酸生成过多的患者；如果苯溴马隆足量、足疗程治疗后血尿酸仍不能达标，才考虑联合应用抑制尿酸生成的药物。

苯溴马隆有不良反应

苯溴马隆口服后 50% 被吸收，苯溴马隆的降尿酸持续作用时间为 40 小时左右，所以苯溴马隆一般是 1 天 1 次用药；因为苯溴马隆主要是由肝脏代谢，所以其可能会出现肝严重不良反应，但正如前面所说，其不良反应与普通药物肝损伤发生率相似，没有必要大惊小怪。

苯溴马隆适合于肾尿酸排泄减少的高尿酸血症和痛风患者，不推荐对尿酸合成增多或有肾结石高危风险的患者使用，肾结石患者是相对禁忌证，一般来说应该根据结石和肾功能情况权衡利弊后选择用药。

根据新修订的《苯溴马隆口服制剂说明书》，其不良反应主要包括以下内容：胃肠损害：呕吐、腹痛、胃肠道出血等；肝胆损害：肝生化指标异常、肝细胞损伤等；全身性损害：乏力、水肿、胸痛、发热等；神经系统损害：头晕、头痛等；泌尿系统损害：血尿、少尿、尿频、肾功能异常、急性肾衰竭等；免疫功能紊乱：

过敏反应、过敏样反应等；其他：结膜炎、血小板减少、白细胞减少、心悸、阳痿等。

通常来说，苯溴马隆的禁忌证主要包括：对苯溴马隆过敏者和 GFR < 20 毫升 /min 者禁用；孕妇、备孕期男女及哺乳期妇女禁用；肾积水、多囊肾、海绵肾等导致尿液排出障碍的疾病禁用；嘌呤代谢酶异常、血液病或体重急剧下降引起的尿酸大量产生或过度排泄时为相对禁忌证。

那么，有这么多不良反应和禁忌证，是不是代表苯溴马隆不可以长期使用呢？并非如此，因为服用药物的风险并不代表每一位患者都会出现，另外遵医嘱服药而不是自行用药才可能减少或避免不良反应的出现。

避开苯溴马隆的不良反应

我们不能否认"是药三分毒"，尤其降尿酸药物不少都可能造成肝肾功能损伤，那么如何避开这些不良反应呢？有经验的风湿免疫科医生早已运筹帷幄。主要是包括以下 9 个方面要注意：

◆ **初始小剂量开始：**

初始服用苯溴马隆有大量尿酸随尿排出，尿液中的尿酸浓度增加，容易形成尿酸盐结晶，导致尿路结石，因此，苯溴马隆应以 25 ~ 50 毫克（半片 ~ 1 片）起始，不要超过 100 毫克。

◆ **血尿酸达标即维持剂量：**

苯溴马隆如果对症治疗，一般来说起效较快，多数患者在 7 ~ 10 天内血尿酸达标在 $360\mu mol/L$ 以下，一般在 14 天后再测血尿酸值，如达标即维持剂量，至少坚持半年的降尿酸达标治疗。

◆ **早餐后服用：**

由于苯溴马隆在服用时胃肠道反应比较常见，一般可能有恶心、呕吐、腹泻、胃内饱胀感等胃肠不适，所以建议早餐后服用，减轻胃肠道压力。

◇ **初始预防用药：**

初始降尿酸治疗，一般需要预防用药，尤其初始治疗的 3 个月以内，因为降尿酸作用较大，尿酸快速下降可能会导致"溶晶痛"的情况出现，所以为了避免急性痛风发生，一般需要遵医嘱合用小剂量秋水仙碱或非甾体抗炎药。

◇ **注意肝损害：**

一般来说，如果出现食欲不振、恶心、呕吐、腹痛、腹泻、发热、全身倦怠感、眼球结膜黄染等肝损害的症状或体征，建议询问主诊医生或及时就诊，对药物进行减量或者停止使用；必要的时候还需要对肝功能情况进行相应的检查并给予保肝治疗。近期患过肝脏疾病、提示有肝脏疾病（如不明原因的持续性转氨酶升高、黄疸）、酗酒的患者使用苯溴马隆时需要谨慎。

◇ **肾功能不全患者用药：**

苯溴马隆可以用于轻中度肾功能不全患者，肾小球滤过率 > 20 毫升 /min、肌酐清除率 > 20 毫升 /min 可以使用，肌酐清除率 > 50 毫升 /min 不需要调整剂量；初始服用苯溴马隆需要 1 个月左右复查一次肾功能。

◇ **定期监测肝功能：**

初始服用苯溴马隆需要 1 个月复查一次肝功能，此后可适当延长时间为 3 个月或半年。检查肝功能对痛风患者治疗方案的选择比较重要，肝功能检查应该空腹 8 ～ 12 小时抽血，主要检查治疗包括天门冬氨酸氨基转移酶（AST）、γ - 谷氨酰转肽酶（GGT）、总胆红素（TBIL）、直接胆红素（DBIL）以及丙氨酸氨基转移酶（ALT）等，这些指标异常常常提示是否出现肝炎、肝硬化、脂肪肝、药物性肝损害、黄疸等情况。

◇ **大量饮水：**

由于苯溴马隆是促进尿酸从肾脏排泄，肾小管尿酸的浓度会增加60%以上，为促进尿酸随尿液排泄，需要每日饮水量超过 2 000 毫升，以确保每日尿量在 2 000 毫升以上，稀释原尿中尿酸浓度，促进尿酸排泄。

◇ **碱化尿液：**

碱化尿液可抑制尿酸结石的形成，同时让尿酸结石溶解。使用苯溴马隆时需注意碱化尿液 2 周左右，让尿 pH 值维持在 6.2 ~ 6.9，但不能高于 7.0，以免形成草酸钙结石。碱化尿液要注意，慢性心肾功能不全、高血压、胃肠道疾病患者慎用。

痛风治疗，降尿酸治疗是核心治疗，血尿酸应该控制在持续达标状态；苯溴马隆等药物治疗是降尿酸治疗的主要环节，但并不是唯一环节；饮食调理、日常生活习惯的纠正，也是痛风非药物治疗的一部分；痛风的治疗需要同时兼顾心血管危险因素及其他代谢性疾病的治疗。

第五节 碱化尿液的药物怎么用？

高尿酸血症及痛风患者需要多喝水，这是共识；高尿酸血症及痛风患者需要碱化尿液，这也是共识。就在这两个"共识"下面，有不少痛风患者认为喝苏打水能降尿酸，而且不少人在长期饮用苏打水后，确实把尿酸降下来了。

这也就导致有些患者朋友认为服用碳酸氢钠（小苏打）、枸橼酸氢钾钠或者饮用苏打水能把尿酸降下来。

那么，碳酸氢钠能不能降尿酸呢？下面我就来谈谈这种俗称小苏打的药物该如何使用。

为什么治疗痛风需要使用碳酸氢钠？还是为了护肾

碳酸氢钠和枸橼酸氢钾钠本身并不是降尿酸的药物。目前主流降尿酸的药物以别嘌醇、非布司他等抑制尿酸生成的药物和苯溴马隆等促进尿酸排泄的药物为主，此外还有拉布立酶、普瑞凯希等暂未大批上市的尿酸氧化酶药物。

既然碳酸氢钠不能降尿酸，那为什么不少医生的临床治疗和处方里还要应用这个药物呢？我们先从高尿酸血症及痛风造成的肾脏损害说起。

◆ **尿酸居高不下容易造成肾脏损害：**

肾损害是高尿酸血症及痛风常见的伴发疾病。血尿酸水平高于 $420\mu mol/L$ 是痛风性肾病及慢性肾脏病的危险因素，还会影响肾脏疾病的预后。另外一组研究显示，血尿酸水平每升高 $60\mu mol/L$，慢性肾脏病的全因死亡风险就会增加 8%。高尿酸血症及痛风引起肾脏损害的原因，主要还是血尿酸水平升高导致尿酸盐在肾脏长期沉积，结晶而引起尿酸性肾结石、间质性肾炎、急慢性肾衰竭等以肾间质性炎症为主的肾损害。如果要减轻肾脏的损害，防止尿酸盐在肾脏的沉积就是关键。

◆ **碱化尿液防止尿酸盐沉积在肾脏：**

怎么才能防止尿酸盐在肾脏的沉积呢？采用药物以及其他规范治疗降尿酸当

然是重点。但是在治疗高尿酸血症及痛风的同时，临床医生注意到了尿酸的特性：尿酸是一种弱有机酸，存在游离尿酸和尿酸盐两种形式；尿酸作为弱酸性物质，在酸性环境中不容易溶解，在碱性环境中可以转化为溶解度更高的尿酸盐。什么情况下尿酸容易溶解及从尿液排泄，减少尿酸沉积造成的肾损害呢？在生理情况下人体的酸碱度为 7.35 ~ 7.45，这个范围内尿酸钠在血液和组织液中的溶解度为 381 μmol/L。而大多数痛风及高尿酸血症患者血液和组织液中的 pH 值会出现明显降低。数据告诉我们，对于正常人而言，弱酸性的尿液没有危害；但是对于尿酸高的朋友来说，尿液呈弱酸性就能创造出适合尿酸盐在肾脏沉积的条件。

也就是说，医生建议碱化尿液的基础是高尿酸血症及痛风患者的尿液 pH 值呈酸性，碱化尿液主要是为了防止尿酸盐的析出和沉积。

不是每个人都需要碱化尿液，也不能无休止碱化尿液

几乎所有未经治疗的痛风患者尿 pH 值都小于 5.5。那么该如何检查尿 pH 值呢？一般来说尿常规检查就能发现。对于痛风患者而言，病程早期尿常规一般没有什么改变，如果累及肾脏可以发现有蛋白尿、血尿、脓尿，以及尿 pH 值在 5.0 ~ 6.0 内。而在家检测尿 pH 值，使用试纸就能检测出来。

既然痛风患者需要碱化尿液，那么应该如何碱化尿液呢？这里摆在面前的有两个问题：是不是所有的高尿酸血症及痛风患者都需要使用碳酸氢钠碱化尿液？是不是尿液的 pH 值越高、尿液的碱性程度越高就越好？我们逐一来看看。

◇ **吃苯溴马隆需碱化尿液：**

首先，在检查尿液 pH 值后，如果尿 pH 值 < 5.5，那么就可能是尿酸浓度增高所致；如果进一步检查证明是体内尿酸生成增加，那么就需要使用抑制尿酸生成的降尿酸药物；如果检查发现是近端肾小管对尿酸的重吸收过多或分泌功能下降，那么就需要使用苯溴马隆等促进尿酸排泄的药物。其次，在患者有泌尿系尿酸盐结石或者在使用促进尿酸排泄的药物时，需要进行碱化尿液治疗，这是目前风湿免疫界的共识；临床常见的情况是当发现尿 pH 值小于 6.0 时，也需要适当

地进行碱化尿液治疗。

◈ **碱化尿液的 pH 值有范围：**

并不是尿液 pH 值越高，尿酸就越容易从尿液中排出。这个问题有不少人都没有注意，反倒有些人在长期使用小苏打后血尿酸值下降了还会沾沾自喜。一般来说，当尿 pH 值高于 7.0 后，确实尿酸盐结石不容易发生，但是也会出现其他的情况。那就是尿液过度碱化后，容易形成草酸钙、磷酸钙、碳酸钙等其他类型的肾结石；或者会在已经出现的尿酸结石表面形成磷酸盐外壳，阻止尿酸盐结石的溶解或者导致混合型结石的出现。所以尿液的 pH 值也是既不能太高，又不能太低。当尿 pH 值维持在 6.2 ~ 6.9 时，无论是尿酸盐结石还是钙结石的发生率都较低；这个值既可以提高尿酸盐的溶解度，也不增加其他类型结石的形成风险。

在这里需要说明的是，使用碳酸氢钠碱化尿液，可以在一定程度上增加尿酸的溶解度，促进尿酸的排泄。碳酸氢钠侧面有一定的降尿酸作用，但是这个作用并不是用在与痛风作战的"正面战场"。

即使痛风患者需要碱化尿液，碳酸氢钠也不能随便用

临床医生如果觉得痛风及高尿酸血症患者需要碱化尿液，当然会适当在处方上写下相关药物；但是碱化尿液的药物，并不只是碳酸氢钠一种，此外还有枸橼酸氢钾钠等药物；只不过碳酸氢钠（小苏打）是临床常用的药物而已。

前面我说过碱化尿液是要把尿 pH 值维持在 6.2 ~ 6.9，不要过度碱化。那么接下来说说在遵医嘱碱化尿液后，还有哪些需要注意或者容易被忽略的事情：

◈ **注意胃肠道反应：**

碳酸氢钠以碳酸氢根形式由肾脏排出，也可以二氧化碳形式由肺排出；服用碳酸氢钠后在胃内产生二氧化碳，增加胃内压，容易出现嗳气、泛酸、腹胀等症状，也可加重胃溃疡，造成胃穿孔。因此长期使用都要注意胃肠道反应，而且胃痉挛、胃痛原因不明、上消化道溃疡、上消化道出血以及新近胃肠手术患者不宜使用或慎用。

◇ **注意电解质紊乱：**

长期大量服用碱化尿液药物，可以引起碱血症及电解质紊乱，因此有水钠潴留、充血性心力衰竭、水肿及肾功能不全者慎用；高血压患者服用时增加钠负荷容易导致血压进一步升高，因此要注意血压的控制；即便不使用碳酸氢钠而使用枸橼酸氢钾钠等药物，也要注意血清钾浓度，防止出现高钾血症。

◇ **注意降尿酸药物：**

在碱化尿液后，降尿酸药物也不能随便服用，在某些情况下并不建议使用促进尿酸排泄的药物，比如慢性肾脏病 3 期及以上患者，一般都建议使用别嘌醇、非布司他等黄嘌呤氧化酶抑制剂，而不是使用苯溴马隆等促尿酸排泄的药物。

◇ **注意日常的饮食：**

一般来说，碱化尿液是为了利于尿酸排泄，避免尿酸沉积在肾脏，那么同时也需要多喝水，要保持每日尿量在 2 000 毫升以上；饮水也不应该暴饮，每次饮水在 200 ~ 250 毫升左右，小口小口喝水；用碳酸氢钠需要避免与大量牛奶和奶制品同服，以防止发生乳碱综合征。

◇ **注意苏打水的使用：**

苏打水也能碱化尿液，但不如碳酸氢钠厉害。而且不少苏打水是属于碳酸饮料，其所含的是二氧化碳而不是碳酸氢钠；另外有些苏打水中含有果糖、甜味剂或香精，这些成分反倒能导致血尿酸升高。如果要饮用苏打水，建议以天然苏打水为宜，而且和碳酸氢钠一样不能长期使用。

总而言之，碳酸氢钠是降尿酸的辅助药物，推荐在晚餐后服用，口服碳酸氢钠片后 1 ~ 2 小时内不宜服用任何药物；在使用碳酸氢钠的同时，也需要经常测定尿 pH 值，根据酸碱度变化调整药物。

第六节 降尿酸药物的联合使用

"我吃了非布司他，尿酸降不下来，请问我可以和别嘌醇一起吃吗？"

"我痛风，医生给我用了降尿酸的药，为什么还让我吃碳酸氢钠呢？"

一些痛风患者在降尿酸时会急不可耐，使用降尿酸药物没几天，感觉尿酸没降下来，就想着是不是要几种药物一起吃。我遇到"对自己狠"的人，居然是别嘌醇、非布司他、苯溴马隆一起吃。这样做真的好吗？

对于痛风降尿酸的治疗而言，并不建议轻易就采用几种药物合用的方式。我们都知道，痛风急性期并不适合采用降尿酸的治疗，只有在痛风间歇期医生才会根据患者的具体情况，有针对性地使用不同种类的降尿酸药物。

那么，什么时候适合采用不同种类的降尿酸药物联合治疗痛风？总的原则是如果尿酸居高不下，单用一种药物降尿酸效果不好，就可以考虑联合用药。具体说来，还是有不少门道的。

治疗痛风时，什么时候适合药物联用？

在痛风间歇期，虽然不会出现痛风发作时的红、肿、热、痛的情况，但是血尿酸水平如果一直居高不下，那么急性痛风性关节炎就可能在某一天会再次发作，同时也会增加患尿酸性肾结石、慢性尿酸性肾病、痛风石等的危险性。

所以，对于痛风的治疗而言，急性期消炎镇痛、间歇期降尿酸是关键，也就是说，如果尿酸高于 $420\mu\,mol/L$，只要出现了急性痛风性关节炎，即使当下关节不痛，也要及时采用抑制尿酸生成的药物或促进尿酸排泄的药物等。

什么时候可以采用药物联用的方式治疗痛风呢？一般来说，分为以下三种情况：

◆ **预防溶晶痛的出现需要药物联用：**

由于痛风间歇期患者血尿酸水平长期升高，尿酸盐在关节内外大量沉积，如果初次对症采用降尿酸药物，血尿酸下降就会过快，从而导致痛风急性发作，这被称为"溶晶痛"。所以，这时候需要采用消炎镇痛的药物联合降尿酸的药物作为该期治疗的基本方案。

◇ **降尿酸治疗无效时需要药物联用：**

如果采用单一的一种降尿酸药物连续治疗 1 个月以上，且每天使用的量已经接近或达到药物使用的最大量，但是血尿酸仍未达标，那么就要考虑抑制尿酸生成的药物与促进尿酸排泄的药物合用。

◇ **痛风合并其他代谢病时需要药物联用：**

如果患上痛风后，同时也发现合并有高血压、脂代谢紊乱、糖尿病或肥胖症，那么就要采用抑制尿酸生成的药物与具有双重功能的药物联用。

接下来，我就带大家一同了解以上三种情况下的药物如何联用。

降尿酸药物如何与消炎止痛的药物联用？

痛风在初始降尿酸过程中，会出现"溶晶痛"的情况；在尿酸盐结晶溶解过程中，所产生的尿酸进入血液，经过肾脏排泄，如果排泄过多，可能还会对肾脏造成损伤。

有些朋友看到这里会产生疑问："医生，您这样说，我都不敢吃药降尿酸了，因为会伤肾啊。"其实，您大可不必有这样的担心，因为对于痛风患者而言，护肾的基础就是规律地降尿酸治疗。医生通常会建议痛风降尿酸起始时，采用小剂量进行治疗，而不是急于求成，这就是让身体对药物有一个适应性，让降尿酸的过程循序渐进。在小剂量降尿酸治疗的过程中，为了预防"溶晶痛"的痛风发作，就需要采用消炎镇痛药物与降尿酸药物联用。怎么用呢？

◇ **降尿酸药物 + 小剂量秋水仙碱：**

这类药物联用，适合降尿酸初期，可以增强止疼作用，预防痛风反复发作。小剂量秋水仙碱用于痛风间歇期的预防治疗，建议降尿酸治疗前 2 周开始，一般服用秋水仙碱 0.5 毫克，根据病情每天 1 次或 2 次。如存在痛风石、慢性痛风性关节炎，建议小剂量秋水仙碱预防性治疗 6~12 个月；无上述痛风症状，建议血尿酸水平达标后持续治疗 3~6 个月；内生肌酐清除率低于 10 毫升 /min 或有严重肝损害者禁用。

◇ **降尿酸药物 + 小剂量非甾体抗炎药：**

当秋水仙碱不耐受时，即可在降尿酸初期采用小剂量的非甾体抗炎药，一般首选起效快、胃肠道不良反应小的选择性 COX-2 抑制药，如依托考昔、美洛昔康、依托度酸、尼美舒利、塞来昔布等。通常需要 7 ~ 14 天的时间，然后逐渐减量但不能持续长期使用；注意伴有并发症、肝肾功能损害的患者剂量需减半，用药过程中注意监测可能出现的各系统、器官和组织的损害。

◇ **降尿酸药物 + 消炎镇痛药物 + 碱化尿液药物：**

碱化尿液药物主要是为了抑制尿酸盐在肾脏形成结晶，促进肾脏内尿酸盐结晶的溶解。一般适用于慢性痛风性关节炎患者、痛风性肾病患者和痛风石患者，通过让尿 pH 值长期维持在 6.2 ~ 6.9，且保持每日饮水量及尿量，沉积在肾集合管区域的尿酸盐结晶或结石溶解，抑制新的尿酸盐结晶或结石形成，改善肾集合管局部区域的炎症状态，进而改善甚至逆转肾小管浓缩功能。

痛风患者在降尿酸初期的治疗中，同时给予预防性药物治疗，可以减少急性痛风发作，提高患者依从性和尿酸达标率；但也要注意，消炎镇痛类药物不建议长期使用糖皮质激素，也不建议两种非甾体抗炎药联合使用。

两种降尿酸药物之间如何联用？

当单一使用一种降尿酸药物，血尿酸水平并没有达到预期时，可以在医生的指导下采用两种降尿酸药物联合治疗。通常如果药物对症，小剂量的降尿酸药物在 1 ~ 3 个月内，即可将血尿酸降到 360μmol/L 以下；但有部分患者使用后，尿酸降到 420μmol/L 以下都较难，或者是血尿酸压根没有下降趋势，这时候才建议采用两种降尿酸药物联合治疗。

◆ **别嘌醇＋促尿酸排泄的药物：**

如果患者同时具备别嘌醇和苯溴马隆适应证，可以在医生指导下，根据情况采用二药合用。

◆ **非布司他＋促尿酸排泄的药物：**

如果患者存在使用别嘌醇引起超敏反应的高风险因素，如 HLA-B5801 基因阳性或慢性肾功能不全，或严重肝功能损伤，或长期使用利尿药等，可以选择非布司他替代别嘌醇与苯溴马隆联合用药。

◆ **苯溴马隆＋碱化尿液的药物：**

由于苯溴马隆会让肾小管和输尿管中的尿酸浓度升高，这样就增加了肾小管或输尿管结石的风险。为了降低这种风险，患者在服药过程中需要每天口服碳酸氢钠 3～6g 以碱化尿液，促进尿酸溶解。但是要注意，中度或严重肾功能不全者、有肾结石患者不建议采用这种药物联用方案。

需要注意的是，别嘌醇不可与非布司他联合使用，因为会增加剥脱性皮炎、药物性肝损伤的风险。在部分情况下，可以采用别嘌醇＋嘌呤腺苷脱氨酶抑制剂合用，作用大于单用别嘌醇。

降尿酸药物如何与具有双重功能的药物联用？

痛风的治疗，以降尿酸治疗为基础；对于关节急性发作和关节功能受限的患者，需要以恢复关节功能、改善关节畸形为治疗目标。当然，不少痛风患者同时伴有高血压、脂代谢紊乱、脂肪肝等多种疾病，而这些代谢性疾病又能通过促进肝尿酸合成、胰岛代谢紊乱、抑制肾尿酸排泄让血尿酸水平进一步升高。

所以在患者健康状态允许尤其是肝肾功能基本正常的情况下，就需要多病同治、多病分治，在治疗高血压、高血脂或糖尿病时，尽量采用兼具降尿酸作用的药物。

◆ **降尿酸药物＋非诺贝特或阿托伐他汀钙：**

如果痛风患者同时有脂代谢紊乱，可以选择降尿酸药物与非诺贝特或阿托伐他汀钙联合用药。因为非诺贝特可以在原有基础上让血尿酸进一步下降25% ~ 30%，阿托伐他汀钙可以让血尿酸进一步下降10%左右。

◈ **降尿酸药物 + 氯沙坦：**

如果患者同时存在高血压，建议降尿酸药物与氯沙坦联合用药。因为氯沙坦除了治疗高血压外，还能降尿酸，氯沙坦可以让血尿酸进一步下降10%左右。

◈ **降尿酸药物 + 胰岛素增敏剂 + 双胍类药物：**

如果患者同时合并糖代谢紊乱，建议降尿酸药物与胰岛素增敏剂 + 双胍类药物联合治疗。因为胰岛素增敏剂和双胍类药物通过改善胰岛素抵抗，抑制肝尿酸的合成，促进肾尿酸的排泄。

◈ **降尿酸药物 + 非诺贝特或阿托伐他汀钙 + 氯沙坦：**

如果患者同时存在有高血压和脂代谢紊乱，建议降尿酸药物与非诺贝特或阿托伐他汀钙和氯沙坦联合用药。

当痛风患者出现多病缠身时，由于治疗不同疾病的药物对各个疾病的影响及药物之间存在相互作用，所以使用药物时，需要进行优化组合。如排钾利尿类降压药物可以升高血尿酸，降脂药物中的洛伐他汀也可升高尿酸；如高血压患者服用碳酸氢钠会增加钠负荷，导致血压进一步升高。这些都是在临床用药时需要考虑的。

总而言之，痛风患者在非必要情况下，尽量减少药物的合用；如需要药物联用，也要根据病情在医生指导下用药。

第七节 痛风患者备孕期间可以吃降尿酸药吗?

从 2015 年取消独生子女政策,到 2021 年允许每个家庭生育三孩政策,我国的计划生育政策在逐步放开,大家也拍手称快。对于痛风及高尿酸血症患者而言,就有些困扰:如果有要孩子的打算,痛风这个疾病以及痛风相关的药物对备孕有没有影响?

高尿酸血症及痛风患者面临生育问题上的困扰主要是:痛风患者如何备孕? 备孕期间需要停用降尿酸药物吗? 备孕期间痛风发作可以吃消炎镇痛药物吗? 备孕期间可以吃小苏打碱化尿液吗? 备孕期间需要注意什么?

痛风患者的血尿酸浓度对备孕有影响吗?

首先,对于备孕期的痛风及高尿酸血症患者而言,可能首先担心的还是痛风是否会遗传给孩子的问题。痛风有遗传倾向,但是遗传并非痛风的唯一病因。

我们都知道,痛风患者需要达标治疗,所谓达标治疗就是让血尿酸水平持续稳定低于尿酸在血液中的饱和度,从而让关节处沉积的、血液中的尿酸盐结晶溶解,并且能阻止新结晶的形成。这个达标标准是以尿酸的溶解度为标准,在 37℃、pH 值为 7.4 的条件下,浓度 > 408 μ mol/L 的尿酸可以超过血液的溶解度,形成结晶沉积在关节滑膜、软组织或器官等处。

所以一般要求普通痛风患者要将血尿酸水平降到 180 μ mol/L ~ 360 μ mol/L 以内,并且保持这个水平;而痛风石患者、频繁发作的严重痛风患者、合并尿酸性肾病的痛风患者、合并尿酸性肾结石的痛风患者要将血尿酸水平降到 180 μ mol/L ~ 300 μ mol/L 以内并保持。

痛风患者在备孕期间的血尿酸需要达到多少呢? 科学家们并没有研究证明高尿酸血症会对痛风患者的生育能力造成影响,但是有研究显示,高尿酸血症会影响小鼠的繁殖能力。

所以安全起见，为了避免痛风及高尿酸血症对自身或胎儿造成可能的不良影响，也为了尽可能避免备孕期间急性痛风性关节炎的反复发作，通常建议痛风及高尿酸血症的男性或女性最好在血尿酸达标后备孕，一般血尿酸至少在360μmol/L 以下且稳定 3 个月以上再备孕。

痛风患者备孕期间可以使用降尿酸药物吗？

目前而言，并没有明确的关于痛风降尿酸药物与痛风男性或女性生育问题的相关研究成果。但是，我们从目前常用的别嘌醇、非布司他和苯溴马隆三种降尿酸药物的说明书上至少可以得到部分答案。

根据不同药物的半衰期、动物实验、适应证以及男性女性的生理周期，我们可以得知一个大概的停药时间。一般建议男性备孕前至少停用降尿酸药物 1 个月，女性患者备孕前至少停用降尿酸药物 3 个月。稳妥起见，建议以下三种降尿酸药物在备孕前停药更长时间。

◈ **苯溴马隆：**

考虑苯溴马隆对于肝肾功能影响，建议男性停药 3 个月，女性停药 6 个月左右再进行备孕。

◈ **非布司他：**

考虑非布司他可能的心血管风险，建议无论男女停药 3 ~ 6 个月再进行备孕。

◈ **别嘌醇：**

有少数女性服用此药导致胎儿畸形，建议男性停药 3 个月，女性停药 6 个月左右再备孕。

对于需要降尿酸的人群而言，虽然没有明确的药物对胎儿导致的影响的报道，但还是建议尽可能停药再长一段时间，以减少药物对胎儿的生长与发育的影响。

痛风患者备孕期间痛风发作可以用止痛药吗？

前面建议备孕前痛风男女都需要停用降尿酸药物，那么就有可能在备孕期间因为停药出现血尿酸水平的波动，导致痛风急性发作。这时候该怎么办呢？该不该服用消炎镇痛的药物？

我们知道消炎镇痛的药物包括秋水仙碱、非甾体抗炎药和糖皮质激素等。目前消炎镇痛药物对男性生育影响研究较少，但是咱们可以根据女性妊娠期的用药原则以及相关药物的药理及不良反应，给出一个停药时间。

一般建议，如果受孕困难，在不影响病情控制前提下停用非甾体抗炎药，强烈推荐在孕晚期停用，非选择性 COX 抑制剂适用于孕早期和孕中期。如有需要可以长期使用小剂量糖皮质激素，孕期可继续使用秋水仙碱。

◇ **如果痛风急性发作疼痛感强、受累关节较多，那么还是可以适当使用相关消炎镇痛药物。**

秋水仙碱建议小剂量使用，一般每日 1 ~ 3 次，每次 0.5 毫克；非甾体抗炎药物尽量使用胃肠道反应较小的药物。

◇ **如果痛风急性发作疼痛感较弱、受累关节较少，建议生活调理为主。**

建议保护好关节不让关节受压、受凉，注意卧床休息，每日多饮水，保证尿量 2000 毫升以上，保证营养均衡的同时保持低嘌呤、低脂肪饮食；发作关节可以使用消炎镇痛软膏或膏药涂抹。

在备孕期间如果急性痛风发作，建议最大限度减少药物对胎儿的影响。

痛风患者备孕期间可以使用碱化尿液药物吗？

碱化尿液的药物也许对于不少痛风患者而言是比较常用的，痛风患者常常使用无糖苏打水或天然苏打水来达到降尿酸的目的。在备孕期间是否可以采用碱化尿液治疗呢？这要考虑到女性和男性不同的生理周期。

女性的生育器官呈碱性环境，含较高浓度的碳酸氢根离子，可以为正常孕育提供保证，所以常规情况下女性在备孕期间可以无需停用碱化尿液的药物。

男性的生育器官呈酸性环境，碳酸氢根离子相对较低，也为了保持正常孕育环境。理论上说如果使用碳酸氢钠碱化尿液，那么就会干扰男性生育环境，影响生育质量。所以常规情况下男性备孕就要停用碱化尿液的药物1个月左右。

除此之外，因为碱化尿液的药物包括枸橼酸氢钾钠、碳酸氢钠等药物，这些药物中含有钠成分，服用过多可能导致钠摄入过多，造成高血压等不良反应，所以如果病情允许，出于安全考虑，还是建议无论男女在备孕前停用碱化尿液药物至少1个月。

备孕期间由于相关降尿酸药物、消炎镇痛药物、碱化尿液药物的停用，可能导致痛风患者的血尿酸水平有所波动，因此尤其要注意生活方式的调整，让血尿酸尽量保持在 $180\mu mol/L \sim 360\mu mol/L$ 之间的达标水平，避免痛风的急性发作。所以建议"多喝水、管住嘴、迈开腿、减减肥、护关节、戒烟酒、睡眠足"。

第八节 中医如何认识痛风？

经常也有人问我："医生，您经常讲西医西药治疗痛风，我们想了解一下中医如何治疗痛风的，可以说说吗？"也有人说："医生，您不能老是提西医，中医治疗痛风也有独到之处。"所以我就利用自己日常积累的痛风中医诊疗知识来谈谈中医如何认识和治疗痛风。

在中医理论中痛风属于"痹证"

在我国古代的中医学典籍中，"痛风"这个疾病名词并不存在，而是被归于"痹症"的范畴。在影响了中医数千年历史的《黄帝内经》中最早提出了"痹症"的概念，还有《痹论》和《周痹》两篇，其中就写道："风寒湿三气杂至，合而为痹也。其风气胜者为行痹，寒气胜者为痛痹，湿气胜者为著痹。"

痹证是什么意思呢？痹证指因感受湿热、寒邪，引起四肢关节、筋骨、肌肉出现了疼痛、麻木和活动不灵，尤其是以关节红肿热痛为主要表现的病症，临床上常常会有反复发作而且逐渐发展，最终导致出现关节功能障碍或者关节畸形。从这样的定义上看，痛风性关节炎、类风湿关节炎、骨关节炎等风湿免疫性疾病引起的关节病变，都归于痹证的范围。

《黄帝内经》关于"痹症"的阐述，在后来者的医学著述中得到了延展，比如《足臂十一脉灸经》和《阴阳十一脉灸经》中，就将"痹证"按关节部位分为疾畀（痹），踝痹以及足小指痹；而在《伤寒杂病论》与《金匮要略》中，则指出了"历节病"，又称为白虎历节，用现代医学观点看，就是指向了痛风，其相关症状的描述是"诸肢节疼痛，身羸……"

当中医逐渐发展，辨证施治的观点逐渐成熟后，痹证被分为了行痹、痛痹、着痹、热痹、顽痹、气痹、脏腑痹证等几大类，而痛风则归于热痹。热痹的主症特征是关节红、肿、热、痛，发作时不能活动屈伸，伴有发热、畏寒、恶风、口渴、烦闷不安等；发作久后可以出现皮下结节（痛风石）、关节强直畸形等。你

151

看看，这是不是符合痛风急性发作时的特征呢？

中医关于痛风的病名是由朱丹溪提出的，朱丹溪对于痛风的临床症状和理法方药有专门的论述，现代人称"丹溪痛风学说"，在《格致余论·痛风论》中朱丹溪认为："彼痛风者，大率因血受热，已自沸腾，其后或涉冷水，或立湿地，或扇取凉，或卧当风，寒凉外搏，热血得寒，汗浊凝涩，所以作痛，夜则痛甚。"

中医认为热痹尤其是痛风的病因是由于体虚气血不足，阳虚无以卫外而导致风寒湿邪入体，造成血停为瘀，湿凝为痰，痰瘀互结，闭阻经络，滞于肌肉关节，而导致关节肿痛红热、皮下结节形成。所以我们说，痛风其实在很久以前就在中医理论与实践中形成，在古代也未必罕见，只是一直没有用现代医学技术研究证实而已。

中医认为痛风病因是"筋骨经脉失养"

在中医学中，主要认为痛风的病因和发病机制在于先天禀赋不足，人体正气不足，脾肾功能失调，肝肾亏虚，精血不足导致筋骨经脉失养；或者饮食不节，过食膏粱厚味及醇酒肥甘，损伤脾胃，脾胃亏虚，积湿成热，湿热留滞关节；或感受风寒湿热之邪，邪袭经脉，气血运行不畅；或弊病日久，耗伤气血，损伤阴液，气虚血瘀，津聚痰凝，痰瘀互结。总而言之，内外合邪，闭阻经脉，流注关节，使关节、经络、筋骨、血脉乃至脏腑的气血痹阻，失于濡养，出现关节肿大、酸楚、僵硬、疼痛、畸形、重着及屈伸不利，关节周围瘀斑、结节，甚至内损脏腑并发相关内脏疾病等。

通常而言，痛风性关节炎其发病基础和诱发因素的中医论断与西医论断有不少重合之处：

◆ **中医认为痛风的发病基础是先天禀赋不足, 脾肾功能失调。**

脾的生理功能包括运化、升清和统血三方面，脾的运化功能失常导致不能正常运化水谷和水液，不能化生水谷精微以营养全身，导致水湿内停；肾的生理功能包括藏精、主水、主纳气三方面，肾的气化功能失调，水液排泄失司，湿浊不能正常排出体外，导致湿浊内停，所以脾的运化和肾的气化功能失调导致湿浊内停，这就是痛风发病的内在基础。

◇ **中医认为痛风的发病诱因是情志不舒、肝气乘脾、嗜食肥甘厚味或久居湿地、冒雨涉水等外湿入侵。**

其中嗜食肥甘厚味加重脾气的运化负担，加上脾肾的运化功能失常导致湿浊内生；排泄失司加之外湿内侵，外邪与痰浊搏结，内外合邪，阻塞脉道，痹阻经络，湿浊之邪久而不除，附于骨干，形成痰核，坚硬如石。

◇ **中医认为痛风的发病机制是湿热痰浊瘀痹，也就是湿热痰浊瘀痹为标。**

湿浊内聚，外注皮肉关节，内留脏腑，而形成痛风，湿毒不去，闭塞经络，附于骨节，形成痰核（痛风石），坚硬如石。湿浊郁久化热流注于关节，闭阻关节经络，阻碍气机，痰热闭阻发为红肿热痛，形成标实之证。

时至今日，朱丹溪《丹溪心法》和《丹溪手镜》等中医典籍对于痛风的论述和诊疗方式，都为现代中医所使用。总而言之，痛风在中医中被认为本虚标实之证，脾肾两虚为本，湿热瘀毒为标。

中医治疗痛风原则是急则治标缓则治本

在清楚了痛风的中医相关病因、病理和病机后，我们就要谈到痛风性关节炎的治疗，前面提到了痛风是脾肾两虚为本，湿热瘀毒为标，所以治疗痛风遵循的原则是急则治标缓则治本，用西医的观点同样适用，就是急性期消炎止痛，慢性期降尿酸。痛风在急性痛风性关节炎发作时，表现为湿热痹阻；在慢性期或缓解期表现为脾虚湿盛，寒湿痹阻，瘀血痹阻，脾肾阳虚，肝肾阴虚等。不同的时期，用药的方式不同，急性期清热除湿、通络止痛；慢性期健脾补肾、活血通络、化痰除湿、疏风散寒、利尿通淋等。

痛风的不同时期不同证候都有相关的中医方药治疗，尽管各种方药大家在相关中医药典籍上都能知晓，但君臣佐使的配伍以及相关病症的辨证治疗，还是要交给中医医生。我们先了解下痛风的不同证候：

◆ **湿热痹阻证：**

急性痛风性关节炎期，关节疼痛，局部灼热红肿，痛不可触，常伴有发热、恶风、口渴、心悸、烦躁、便秘等全身症状。治疗原则是清热利湿、通络止痛。

◆ **寒湿痹阻证：**

急性痛风性关节炎期，关节疼痛肿胀，局部怕冷，遇冷痛甚，得温痛减，关节屈伸不利，痛有定处，肌肤麻木不仁，见皮下结节。治疗原则是祛风散寒、除湿止痛。

◆ **热毒夹湿证：**

急性痛风性关节炎期，关节或关节周围肿胀，局部皮肤发红，疼痛剧烈，如虎之噬，昼轻夜重，饮食不欲，恶心欲吐。治疗原则是清热解毒、化湿通络。

◆ **痰瘀痹阻证：**

痛风缓解期，关节无明显疼痛，局部皮肤发黯，甚则关节僵硬急性，屈伸不利，多在关节周围形成大小不一的皮下结节。治疗原则是化痰活血、散瘀通络。

◆ **脾虚湿阻证：**

痛风缓解期，关节漫肿疼痛，肢体重着，胃脘痞满，神疲乏力，纳食少，大便稀溏。治疗原则是健脾益气、燥湿泄浊。

◆ **肝肾亏虚证：**

慢性痛风性关节炎期，关节肿胀疼痛反复发作，时轻时重，昼轻夜重，足部酸软无力，关节变形，屈伸不利，腰膝酸软，五心烦热，口干欲饮。治疗原则是补益肝肾，通络止痛。

◆ **气血两虚证：**

慢性痛风性关节炎期，久病不愈，骨节酸软疼痛，时轻时重，尤以屈伸时为甚，疲软乏力、心悸气短，食欲缺乏。治疗原则是补脾益气、养血通络。

◆ **脾肾阳虚证：**

慢性痛风性关节炎期，久病不愈，关节僵硬和畸形，形寒肢冷，疲倦乏力，腰膝酸软，皮下有结节。治疗原则为温补脾肾、温煦筋脉。

针灸、推拿、外敷、药浴等中医方法也能治痛风

中医中药源远流长，也是宝贵的非物质文化遗产，中医对于痛风的治疗自成体系，总体来说，在痛风急性发作期，中医药包括口服药、外用药都可以缓解关节红肿热痛的症状；但是若急性期疼痛剧烈或反复发作不建议中医治疗。另外一方面，中医的针灸、推拿、外敷、药浴等治疗，对于痛风也有一定的效果。

◇ **针灸治疗：**

主要包括体针、火针放血、耳针和穴位注射等，全身调节取穴或局部取穴，急性期以提插捻转泻法为主，可以配合银质针、三棱针等点刺放血治疗，清热解毒、消肿止痛、凉血祛瘀；缓解期以平补平泻为主，有点刺放血、针刺布法，或艾灸、温针、电针等疗法。

◇ **外敷治疗：**

无论急性期还是缓解期都可以配合中药外敷治疗，包括使用冰黛散、回阳玉龙膏、清消止痛散、痛风贴、痛风膏、白药膏、金黄散、双柏膏、千锤膏等外用外敷、外洗，尤其对于湿热痹阻证、痰瘀痹阻证等适用。

◇ **药浴治疗：**

主要是取相关药物包括羌活、独活、桂枝、防风等，加水适量用大锅煎煮，去渣取汁，晾至适度温度后沐浴，一般泡浴 15 分钟左右，但是不建议急性期采用药浴的方式。

◇ **推拿治疗：**

一般来说痛风急性期和缓解期都可以使用，急性期推拿主要是揉法和按法，手法轻柔，可以减轻疼痛、缓解肌肉痉挛，促进局部血液循环，让炎症吸收加快；缓解期和慢性期主要是揉法、推法、弹法、按法等，能缓解症状，预防关节畸形和减慢尿酸盐沉积在关节等。

中医药治疗痛风，要根据关节炎的症状特点与是否急性发作等决定痹证的治疗方案，也没有捷径可以走，需要对症下药；同时，痛风属于尿酸盐结晶长期沉积在关节、软骨和滑膜等部位导致的，慢病终究还是需要慢治，求快则可能欲速则不达。

第九节 中成药如何治痛风？

痛风可以使用中药治疗吗？答案是肯定的。无论中医还是西医，对于痛风的治疗都分为两个阶段，即急性期和间歇期采取不同的治疗方案，而且中西医对于痛风这两个阶段的治疗认识基本相似。

◈ **痛风急性期中西医治疗认识：**

中医认为痛风急性期的治疗是"急则治其标"，而西医的认识是急性期以改善关节疼痛、快速控制炎症为目标。

◈ **痛风间歇期中西医治疗认识：**

中医认为痛风缓解期的治疗是"缓则治其本"，而西医的认识是缓解期根据个人情况，普通痛风患者血尿酸控制在 360μmol/L 以下，痛风石、痛风肾等慢性痛风性关节炎患者血尿酸则控制在 300μmol/L 以下。

"标本兼治"是中西医治疗痛风的共识。对于痛风患者而言，存在心中的疑问是，痛风用中药治疗的效果好吗？痛风可以使用哪些中药呢？

因为痛风可以使用的中药药方根据个人体质不同、疾病轻重不同，以及医生的经验不同，可以分为多种，建议痛风患者寻求靠谱的中医师问诊；但是治疗痛风的中成药并不多。

十种中成药可以用于痛风急性期通络止痛

中成药是以中药材为原料，在中医中药的基本理论指导下，按照规定的处方和方法加工而成的剂型。需要临床中医师辨证用药，根据患者的治疗需求使用。

治疗痛风急性期的中成药，主要以通络止痛为主。内服中成药祛风化湿、化瘀祛痰、通络止痛；外用中成药关节消肿。一般来说，用于痛风通络止痛的中成药包括以下十种：

◈ **四妙丸：**

痛风治疗常用药物之一，是中药祛湿剂。成分为苍术、牛膝、黄柏、薏苡仁等中药。主要用于湿热痹阻型痛风患者，可清热燥湿、祛风除湿、化痰通络、理气止痛，可用姜汤冲服。但女性月经期间不可服用。

◈ **冲和散：**

是中药颗粒剂，属于临床应用比较广泛的中成药制剂，尤其在骨科及风湿科等专科医院使用较多。成分主要包括紫荆皮、赤芍、独活、石菖蒲、白芷等。主要用于痛风性关节炎、乳腺炎、淋巴结炎等，可逐血消肿、动荡凝滞血脉、破风消肿、生血活血、祛风定痛、散瘀除痛等。

◈ **当归拈痛丸：**

为祛湿名方，属中药丸剂。成分为苦参、防风、羌活、猪苓、茵陈、当归、黄芩、党参、粉葛、苍术、泽泻等。主要用于湿热导致的周身肢节肿痛、肩痛沉重、胸膈不利，尤其湿热相搏等，对于痛风患者利尿、加强体内尿酸排泄也有作用。该药急性期和缓解期均可对症使用，但风寒湿闭阻者慎用，服药期间忌食辛辣油腻食物。

◈ **新癀片：**

为中药片剂。成分为三七、人工牛黄、肖梵天花、珍珠层粉、水牛角浓缩粉、红曲、肿节风和吲哚美辛（非甾体抗炎药）等。主要用于热毒瘀血所致的咽喉肿痛、牙痛、痹痛、黄疸和无名肿痛等，可活血化瘀、消肿止痛、清热解毒。呼吸障碍、再生性障碍贫血、皮疹者慎用。

◈ **八珍益母丸：**

是中药制成的棕褐色的水蜜丸或黑褐色的大蜜丸，味甜中带微苦。成分为党参、白术、茯苓、甘草、当归、川芎、熟地黄等。主要用于血瘀痰阻型痛风患者，可补气益血、活血通络、祛风止痛。使用该药期间不能食用辛辣生冷的食物。

◈ **独活寄生丸：**

是中药丸剂。成分为独活、桑寄生、杜仲、牛膝、秦艽、茯苓、肉桂、防风、党参、当归、川芎等。主要用于肝肾两亏、气血不足的风湿久痹、腰膝冷痛、关节不利等，可祛风湿、散寒邪、养肝肾、补气血、止痹痛。服用该药用温水送服，不宜吃辛辣油腻的食物。

◇ **豨莶丸：**

为中药丸剂。成分为豨莶草等。主要用于经络不通、慢性疼痛或脑卒中后遗症，可祛风湿、利关节、解毒，对风湿痹痛、筋骨无力、腰膝痿软、半身不遂、风疹湿疮等有作用。但阴血不足、肝肾两虚者忌用。

◇ **青鹏软膏：**

为外用药膏。成分为棘豆、亚大黄、铁棒锤、诃子（去核）、毛诃子、余甘子、安息香、宽筋藤和人工麝香等。主要用于皮肤瘙痒、湿疹及痛风患者，可活血化瘀、消肿止痛。皮肤破损者、孕妇忌用，运动员慎用。

◇ **跌打万花油：**

跌打万花油属于痛风急性期外用中成药，为油剂，颜色偏黄、气味有辛香味，无皮肤刺激。成分主要包括野菊花、徐长卿、马齿苋、黑老虎、威灵仙、木棉皮、铁包金、大黄、九节茶等。主要用于撞击扭伤、跌打损伤、烫伤、痛风疼痛等局部红肿热痛情况下，可止血止痛、消炎生肌、消肿散瘀、舒筋活络等。跌打万花油可以收缩血管、镇痛、止血、抗菌消炎。孕妇禁用。

◇ **活血止痛膏：**

活血止痛膏种类比较多，临床应用也比较多。成分主要包括天南星、细辛、大黄、薄荷脑、川芎、没药、丁香、冰片等，是加入水杨酸甲酯和颠茄流浸膏制成的外用膏剂；主要用于筋骨疼痛、肌肉麻痹、关节酸痛等，可舒筋通络、活血止痛。孕妇禁用。

九种中成药可以用于痛风间歇期降尿酸

中医对于痛风的治疗辨证论治、标本兼治。在对于痛风间歇期的治疗上，也讲究遵循病因、病机和病变规律。用于痛风间歇期降尿酸治疗的中成药主要包括如下九种：

◈ **痛风定：**

常用的痛风治疗片剂或胶囊。成分为秦艽、黄柏、延胡索、赤芍、川牛膝、泽泻、车前子、土茯苓。用于湿热所致的关节红肿热痛，伴有发热、汗出不解、口渴喜饮等，可清热利湿解毒、祛风除湿。使用后不宜立即饮茶，孕妇忌用，有阴虚火旺、实热者慎用。

◈ **痛风舒：**

常用的痛风治疗片剂。成分为大黄、车前子、泽泻、川牛膝、防己等。用于湿热瘀阻、湿热蕴结痛风患者清热、利湿、解毒、解热，以及用于尿酸排泄减少型患者利水渗湿。使用后忌饮酒，忌食辛辣类、海鲜等食物，孕妇慎用。

◈ **痛舒片：**

中药片剂。成分为七叶莲、灯盏细辛、玉葡萄根、三七、珠子参、栀子、重楼、甘草等。用于痛风性关节炎患者，可活血化瘀、舒筋活络、化痞散结、消肿止痛等。孕妇忌用。

◈ **如意珍宝丸：**

藏药丸剂。成分为珍珠母、沉香、石灰华、金礞石、红花、螃蟹、丁香、毛诃子（去核）、肉豆蔻、白豆蔻、余甘子、草果、香旱芹、檀香、黑种草子、降香、荜茇、诃子、高良姜、甘草膏、肉桂、乳香、木香、决明子、水牛角、黄葵子、短穗兔耳草、藏木香、人工麝香、牛黄等。用于神经性病理疼痛、痛风等炎症疼痛，可润肺消肿、补肾开窍、祛风散寒。食用时禁酸辣、冷的食物，禁酒，运动员及胃肠道疾病者慎用。

◈ **复方伸筋胶囊：**

中药胶囊。成分为伸筋草、虎杖、三角风、香樟根、飞龙掌血、大血藤、茯苓、泽泻、牡丹皮、山茱萸、山药、透骨香等。用于湿热痹阻型所致关节疼痛、屈伸不利。儿童、孕妇禁用；使用时忌寒凉、酸涩、辛辣、油腻食物；有高血压、心脏病、肝病、糖尿病、肾病等慎用。

◇ **益肾蠲痹丸：**

中药丸剂。成分为骨碎补、熟地黄、当归、徐长卿、土鳖虫、僵蚕（麸炒）、蜈蚣、全蝎、蜂房、广地龙、乌梢蛇、延胡索、鹿衔草、寻骨风、虎杖、生地黄等。用于发热、关节疼痛、关节肿大、关节红肿热痛、屈伸不利、肌肉疼痛、瘦削或僵硬等，可益肾壮督、搜风剔邪、祛痹通络，类风湿关节炎和符合症状的痛风患者都可以使用。儿童、老年人、孕妇、肾功能不全者禁用。

◇ **护肾痛风泰：**

中药颗粒冲剂。成分为土茯苓、草薢、薏苡仁、山茱萸、秦艽、独活、赤芍、鳖甲、葛根、威灵仙、地龙、川牛膝、杜仲、防风、丹皮等。用于痛风性肾病、风湿、类风湿等湿热挟肾虚证者，可清热利湿、解毒降浊、通络止痛、护肾固本。孕妇禁用。

◇ **寒湿痹：**

中药颗粒冲剂。成分有附子、制川乌、黄芪、桂枝等。用于肢体关节疼痛、疲困或肿胀、局部畏寒者，可驱寒除湿、温经通络。孕妇和发热高烧的患者禁止服用，在用药期间不得吃辛辣油腻性食物，饮食要清淡。

◇ **补中益气丸：**

中药丸剂。成分为炙黄芪、升麻、柴胡、炒白术、当归、陈皮、党参、炙甘草、生姜、大枣等。用于脾虚湿阻证、腰膝酸痛、纳食减少、脘腹胀闷痛风患者，可健脾利湿、益气通络。阴虚发热、皮疹、湿热泻痢者禁用，忌与感冒药同时服用，儿童、孕妇及慢性病严重者应在医生指导下使用。

中药治疗痛风，应请中医师辨证用药

痛风于中医而言，急性发作期分为湿热痹阻证、寒湿痹阻证、热毒夹湿证；

间歇期分为痰瘀痹阻证、脾虚湿阻证等；慢性期分为肝肾亏虚证、气血两虚证、脾肾阳虚证等；肾病期分为湿浊内蕴证、膀胱湿热证、气阴两虚证等。

不同的证候、病期，对于痛风的治疗和用药并不相同。在日常用药时，建议痛风患者根据中医师和中药师的建议辨证用药。除此之外，还可结合针灸、推拿、外洗外敷等综合治疗方法进行治疗。

需要提醒大家的是，药物都有不良反应，中药药物长期使用时也要注意如皮疹、血压升高、肝功能异常、肾脏结石等问题的出现。在使用中药或中成药时，一般都禁食辛辣、刺激、生冷、油腻类及海鲜等食物，同时要禁酒。

第十节 痛风合并心血管疾病的治疗

痛风及高尿酸血症，不仅伤骨、伤肾，还容易出现并发症。大量数据表明，高尿酸血症是2型糖尿病、高血压、心血管疾病、动脉粥样硬化、脑卒中等的独立危险因素。

在痛风及高尿酸血症的"朋友圈"中，心血管疾病及其危险因素又会反过来影响痛风。当心肌收缩力下降、心脏排出血量下降、肾性高血压、水钠潴留等病理性改变出现，常常会导致肾脏出现慢性肾功能损害，从而引起或加重尿酸排泄障碍，导致血尿酸升高。

不仅如此，治疗心血管疾病的许多药物，如呋塞米、氢氯噻嗪等利尿药，也有可能提高痛风患者血中的尿酸水平，从而导致痛风及高尿酸血症病情加重；厄贝沙坦、缬沙坦、替米沙坦、氯沙坦等血管紧张素Ⅱ受体拮抗剂和阿托伐他汀、非诺贝特等可以让血尿酸水平有所降低。

那么，合并心血管疾病的痛风患者，在治疗痛风时，应该如何选择药物呢？

痛风合并心血管疾病的消炎镇痛药物选择

痛风急性发作时，常用的药物是非甾体抗炎药、秋水仙碱和糖皮质激素，但是对于合并心血管疾病的患者而言，总的原则是这些常用消炎镇痛药物不能长期应用。

◇ 非甾体抗炎药：

非甾体抗炎药是痛风急性发作时常用的药物，用以缓解痛风患者的关节疼痛。非甾体抗炎药种类繁多，但均可能出现一定程度引起血压升高和水钠潴留的情况；而且非甾体抗炎药能与呋塞米、螺内酯等利尿药，以及常用的心血管药物如培哚普利、贝那普利等血管紧张素转换酶抑制剂发生相互作用，增加肾功能损害的风险。所以，在痛风合并心血管疾病时，如需要服用非甾体抗炎药，建议根据病情适量服用，一般建议服用萘普生或布洛芬、对乙酰氨基酚；而不建议服用塞来昔布，该药可让严重心血管血栓事件风险增加。

◇ **秋水仙碱：**

秋水仙碱是痛风急性期治疗的常用药物之一，目前而言，秋水仙碱在合并心血管疾病患者中无用药禁忌。一方面有研究表明，秋水仙碱 0.5 毫克、2 次 / 天的剂量对于心力衰竭患者相对比较安全。另一方面，有研究表明秋水仙碱可能具有减轻血管炎症、抑制动脉硬化斑块形成的作用，可能成为抗动脉硬化的辅助用药。但是这并不代表秋水仙碱对于痛风合并心血管疾病患者就绝对安全，因为心血管疾病患者有可能出现肝脏、肾脏、胃肠道低灌注的情况，所以使用该药也要密切监测肝肾功能，如果发现肌酐升高、转氨酶升高或者胃肠道反应，就要立即停药。

◇ **糖皮质激素：**

当秋水仙碱不耐受、非甾体抗炎药也无法使用的情况下，糖皮质激素成为痛风患者急性期止痛的选择。临床一般建议糖皮质激素局部关节腔注射，这样可以减少其不良反应及副作用。糖皮质激素本身存在有一定的心血管风险，因为其能影响脂质代谢和升高血压，对于痛风伴随心血管疾病患者而言，存在不利影响。另外，由于糖皮质激素对水钠代谢、交感神经兴奋性的影响，对于心血管疾病患者而言，不建议口服或静脉输液使用糖皮质激素。

痛风合并心血管疾病的降尿酸药物选择

当痛风急性期过后，风湿免疫科医生都建议抓住痛风间歇期，及时进行降尿酸治疗，将血尿酸降到 360μmol/L 以下的达标状态并长期维持。免疫吸附治疗、针刀镜治疗等可以一定程度降低尿酸池水平，但痛风患者仍然需要长期坚持使用别嘌醇、非布司他或苯溴马隆等降尿酸药物。

◇ **别嘌醇：**

对于有心血管疾病的患者而言，别嘌醇实际上也常常在被使用。因为许多研究表明，别嘌醇可能有抑制氧化应激、增加心肌收缩力、改善心肌的作用。对痛风合并心血管疾病患者使用别嘌醇时，虽然该药不会对心脏功能造成不良影响，但也需要密切关注患者的不良反应。因为心血管疾病患者常用的噻嗪类利尿药可以增加别嘌醇超敏反应的发生率。

◇ **非布司他：**

对于别嘌醇和非布司他对于心血管疾病死亡以及非致死性心肌梗死、不稳定心绞痛所致紧急血运重建或非致死性中风等重点事件发生率的研究表明，非布司他全因死亡率和心血管死亡率高于别嘌醇。所以美国食品药品监督管理局对于非布司他使用曾给予黑框警告。也就是说，非布司他可能会增加心功能衰竭的风险，但最终结论并不明确，还需要进一步的临床研究证实。建议痛风合并心血管疾病的患者谨慎使用非布司他时，请监测好血压及心肾功能。

◇ **苯溴马隆：**

苯溴马隆是常用促尿酸排泄的药物，目前而言同为促进尿酸排泄的药物丙磺舒已不多见。有多项研究提示目前暂无使用苯溴马隆可能影响心功能的支持证据；也有研究表明，苯溴马隆可以明显降低高尿酸血症合并慢性心力衰竭患者的血尿酸。苯溴马隆对于心血管疾病患者的脑钠肽、左心射血分数、心脏结构不会产生变化，也就是说对于血流动力学障碍没有改善作用。所以不要寄希望于苯溴马隆可以改善心血管功能。

痛风患者采用苯溴马隆降尿酸常常需要大量饮水和碱化尿液，以增加尿量从而促进尿酸排泄。而对于部分心血管疾病患者而言，大量饮水也会使容量负荷增加而导致疾病加重。

痛风合并心血管疾病用药原则

总而言之，痛风合并心血管疾病的患者无论使用消炎镇痛药物还是降尿酸药物，都需要慎重，尤其不建议自行用药。

痛风合并心血管疾病的患者，缓解急性痛风的疼痛，优先考虑物理治疗方法，如适度冷敷、抬高患肢等；对于疼痛无法控制的患者，可以考虑小剂量使用秋水仙碱及使用碳酸氢钠碱化尿液；如需使用非甾体抗炎药，需根据病情合理选择药物；对于疼痛无法控制的患者，可以考虑短时间、小剂量使用盐酸曲马多或关节腔内注射糖皮质激素。

痛风合并心血管疾病的患者，在降尿酸治疗的时候，建议其他治疗方式与降尿酸药物并用。优先选择别嘌醇，但需先进行别嘌醇 HLA-B5801 基因检测，如阴性则发生药物过敏概率较低；如选择非布司他则需定期监测相关指标；如使用苯溴马隆需要注意 24 小时饮水量及尿量变化。

一句话，痛风合并心血管疾病临床用药遵医嘱，一旦出现心血管疾病病情加重，应由医生及时调整用药。

第十一节 痛风合并高血压的治疗

高血压应该算是痛风相伴并发的常见疾病之一，有数据显示，在高尿酸血症及痛风患者中有 45% ～ 75% 的人合并有高血压。

高尿酸血症与高血压容易并发的原因有三点：

◆ **共同的生活习惯导致：**

引发高尿酸血症与高血压的共同原因之一是进食过量和运动过少导致内脏脂肪型肥胖，出现胰岛素抵抗变高，肾脏尿酸排泄能力和钠离子排泄能力降低。

◆ **尿酸容易在肾脏沉积：**

尿酸值和血压变高后，尿酸在肾脏沉淀，影响肾功能，降低体内钠离子的排泄量；为了保持体内钠含量的浓度，心脏输出的血液增加，诱发高血压。

◆ **相关药物导致尿酸上升：**

治疗高血压的药物中，含有能让尿酸值上升的成分，如氢氯噻嗪和呋塞米等利尿药及大剂量的阿司匹林等，都可能抑制尿酸盐在肾小管的分泌。

随着血压的增高，血尿酸水平逐渐增高；也就是高尿酸血症与高血压两种疾病是互为因果和互相促进的。痛风合并高血压患者应该如何治疗呢？下面我们就来详细谈一谈。

痛风合并高血压是先降尿酸还是先降血压？

通常来说，对于痛风伴高血压病的患者，在治疗时，既要重视对痛风诊治和血尿酸水平的控制，又要积极治疗高血压，选择合理的降压药物，将血压控制在理想水平。痛风合并高血压患者一般先降血压治疗，以防病情进一步加重，控制血压也有利于尿酸水平的下降。

如何进行降压治疗呢？这里有几个需要注意的方面，我来给痛风合并高血压患者逐一介绍一下：

◈ **降压目标：**

痛风伴高血压病治疗的主要目标是最大限度降低心脑血管病的死亡和病残风险。不同的患者降压目标不同，对于一般痛风伴高血压患者降压目标为 < 140/90mmHg，同时伴有糖尿病及肾病患者为 < 130/80mmHg，老年患者为目标收缩压 < 150mmHg。

◈ **降血压优先使用血管紧张素Ⅱ受体拮抗药：**

这类药物不但具有降压、防治心肌肥厚、改善心衰的作用，还可以增加肾血流量和促进尿酸排泄的作用。一般来说可以采用氯沙坦作为兼具降压和降尿酸作用的药物，其降尿酸的机制可能是减少醛固酮的分泌、影响血钾排泄的同时减少肾小管对尿酸的重吸收而增加尿酸排泄；有研究显示，缬沙坦也可以降低血尿酸，但是较氯沙坦降尿酸作用要弱；厄贝沙坦可以作用于尿酸转运体降低尿酸的重吸收，从而降低血尿酸水平，也可以作为痛风合并高血压治疗的选择之一。

◈ **降血压观察使用血管紧张素转化酶抑制药：**

这类药物是否能影响血尿酸的结论尚不一致，有研究认为贝那普利、赖诺普利等能扩张肾血管，让肾血流量增加，促进尿酸排泄，降低血尿酸水平；也有研究认为高血压患者应用这类药物后血尿酸水平升高。因为研究结果不一样，所以如果高血压患者采用这些药物降血压时，需要观察血尿酸水平，如果发现异常就应该及时停药。

◈ **降血压适当选择使用钙离子拮抗药：**

此类药物种类繁多，不同的药物降压强度不同，对血尿酸水平的影响也有区别。这其中，硝苯地平和尼卡地平可以升高血尿酸，所以对于痛风合并高血压患者应慎重使用；尼群地平和尼索地平对血尿酸的影响稍小；氨氯地平和左旋氨氯地平对血尿酸几乎毫无影响。所以痛风合并高血压患者选择此类药物尽量选择对血尿酸水平无加重影响或者影响较小的药物。

◈ **降血压适当选择使用β受体阻滞药：**

此类药物不止一种，不同的药物对血尿酸水平影响也有区别。普萘洛尔和纳多洛尔等可以阻碍尿酸排泄，升高血尿酸水平；美托洛尔和倍他洛尔等对血尿酸影响较小，可以优先用于痛风合并高尿酸血症患者。

◇ **降血压适当选择使用 α-1 受体阻滞药：**

此类药物中，哌唑嗪、布那唑嗪、多沙唑嗪等药物对血尿酸没有明显影响，但是萘哌地尔有可能促进血尿酸升高，所以选择前面三种药物为主。

◇ **合理选择降尿酸药物：**

降尿酸药物主要分为两类，一类是促进尿酸排泄的药物，如苯溴马隆，服药期间应大量饮水以及适当碱化尿液；一类是抑制尿酸生成的药物，如别嘌醇和非布司他。不同的药物在肾功能受损或者心血管受损的情况下，应该根据情况合理使用和控制剂量；用药期间需要定期检查肝肾功能、血常规和心血管情况，如发现异常应立即停药。《中国医师药师临床用药指南》指出，别嘌醇与血管紧张素转化酶抑制药和氨氯地平等合用，可引起 Stevens-Johnson 综合征和皮疹等过敏反应，因此在使用别嘌醇时需要合理搭配降压药。

◇ **避开导致尿酸升高的药物：**

贝那普利、赖诺普利等血管紧张素转化酶抑制药可以导致血尿酸水平升高，在应用时需要监测血尿酸水平，发现异常后及时停用；硝苯地平和尼卡地平等钙离子拮抗药有升高血尿酸作用，痛风合并高血压患者应慎用；普萘洛尔和纳多洛尔等 β 受体阻滞药阻碍尿酸排泄，不适合痛风合并高血压患者使用；利尿剂呋塞米、依他尼酸、氢氯噻嗪和氨苯蝶啶等可以升高血尿酸和增加肾尿酸盐沉积作用，痛风伴高血压、肾结石、糖尿病等病的患者应尽量不用或者避免久用。

需要提醒大家的是：不管是利尿剂还是其他对尿酸升高有影响的降压药，尽管建议痛风合并高血压尽量不用或慎用，但是并不代表一定不能用；因为如果是心血管问题确实需要服用这些药物来控制病情，那么该用药还是要合理用药，毕竟心血管方面的风险，比尿酸升高的风险要大得多。

痛风合并高血压不仅要控盐还要控油！

痛风合并高血压患者在临床上并不少见，对于这类患者的基础治疗，包括具备健康的生活方式和合理的膳食结构，饮食上应该做到避免高嘌呤食物，戒烟限酒，避免劳累、紧张，多进行规律的有氧运动，以及注意劳逸结合等。尤其是要定期监测血压和及时监测尿酸。

饮食调理对于痛风合并高血压患者来说尤为重要，毕竟痛风与高血压患者有共同的饮食特征。

◇ **控制每天摄入盐在 3 ～ 5 克：**

已经有不少研究都表明，摄盐量与高血压发生率呈正相关，而高盐饮食也是我国高血压患者发病重要的危险因素之一。低盐膳食不仅有助于降血压，还有助于降尿酸。痛风合并高血压患者每天摄入钠盐的量最好控制在 3 ～ 5 克；不仅需要限制食盐的摄入，还要限制鸡精、味精、酱油、酱料、豆腐乳、咸菜等"隐形盐"的摄入。

◇ **控制每天摄入脂肪在 50 克内：**

高血压患者的脂肪需求量要低于正常人，所以要减少除鱼油外的动物脂肪摄入，可以摄入如菜籽油、葵花籽油、豆油、芝麻油等富含不饱和脂肪酸的植物油，有条件情况下也可以选橄榄油、山茶油。肉类选择应减少脂肪含量高的猪肉、牛肉、羊肉及动物内脏的摄入，可以适量增加蛋白质含量高、脂肪含量少的鱼类及禽类摄入，同时注意余水后烹饪；每日摄入脂肪总量尽量控制在 50 克以内，烹饪油 20 克以内。

◇ **适量摄入牛奶和鸡蛋：**

过多摄入蛋白质会使嘌呤的合成量增加，且蛋白质代谢会产生含氮物质，导致血压出现波动。牛奶、鸡蛋嘌呤含量低，可以作为痛风合并高血压患者动物性蛋白质的主要来源。一般来说，可以每天饮用低脂或脱脂牛奶 240 毫升左右，食用去掉蛋黄的鸡蛋一个。

◇ **多吃富含钾和钙的食物：**

钾可以抑制肾小管对钠的吸收，并且促进钠从尿液排泄，对抗钠升高血压的不利影响。痛风合并高血压患者可以适量摄入含有钾的蔬菜、水果等，尤其是嘌呤含量低的绿叶蔬菜、黑木耳、土豆、西葫芦和冬瓜等；但是要注意钾摄入过多会导致高钾血症的出现，所以要适量；每天钙的吸收可以来自日常食物，当摄入量不足 800 毫克时可以考虑在医生指导下使用其他钙补充剂。

◈ **尽量戒酒：**

饮酒不仅与血压水平及高血压患病率之间有关联，酗酒还明显增加脑卒中发生的机会；饮酒还能导致体内尿酸生成增多，酒精还会导致血清乳酸升高，乳酸与尿酸竞争性排泄造成的尿酸排泄减少。因此痛风合并高血压患者应该尽量戒酒，如果实在无法戒掉也要少饮酒，一般建议单日饮酒量少于 30 克。

◈ **注意戒烟：**

烟中的尼古丁和焦油可以让血压出现一过性升高，还可以引起小动脉收缩，甚至增加脑卒中发生的风险；有风湿免疫科研究认为烟与类风湿关节炎等风湿免疫性疾病发病相关，但没有直接证据证明与血尿酸升高相关。无论从健康角度还是预防高血压角度都需要戒烟。

◈ **减轻压力：**

长期处于紧张、应激状态，自己缺乏应变能力，或者心理异常、情绪不良等，不仅容易发生高血压疾病，而且容易出现代谢紊乱导致血尿酸升高和急性痛风性关节炎，且血压和血尿酸往往比较难控制在正常范围，因此建议患者注意情志调节和情绪控制，学会适当休息，保证睡眠，让自己身心适度放松。

◈ **控制体重：**

过多的体内脂肪堆积可以促进高血压病和痛风发作，痛风患者中体重超标甚至肥胖的患者并不少见，肥胖者患痛风的风险比正常人增加 18%，患高血压的风险要高于体重正常者 2 ~ 6 倍。控制体重包括一日三餐定时定量，限制每天总的热量摄入，避免饥一顿饱一顿，以及适当进行运动等。

除此之外，对于痛风合并高血压患者而言，过多的体内脂肪堆积是促发高血压病和高尿酸的主要因素之一，控制体重不仅有利于血压和血尿酸的控制，还能明显减少降压药物和降尿酸药物的剂量。

●●● 第五章 痛风如何降尿酸

第十二节 痛风合并糖尿病的治疗

痛风患者患糖尿病的发生率在 20%～30%，明显高于非痛风患者；血糖异常的人群中痛风的总体患病率为 15% 左右；其中患 1 型糖尿病的痛风患者占 1.2%，患 2 型糖尿病的痛风患者有 16%，空腹血糖调节受损及糖耐量减低 IGT（葡萄糖耐量受损）的痛风患者约为 14%。

高尿酸血症及痛风与糖尿病之间可以说是"患难之交"，痛风合并糖尿病的患者也并不少，这是为什么呢？

痛风合并糖尿病的主要因素是饮食，其次是胰岛素抵抗

其实痛风患者容易血糖高，主要还是饮食问题导致的。随着生活水平的提高，我们的饮食结构不太健康，常常是高蛋白、高脂肪、高糖食物的摄入量增加，营养和热量增加的同时体力活动却明显减少。由此导致尿酸生成量增多，但是尿酸排泄量却没有增加，而葡萄糖的利用率也没有相应地增加，导致痛风及糖尿病的发病率增加。

为何痛风容易合并糖尿病？如果血尿酸水平过高，那么尿酸盐就会析出并且沉积下来，尿酸盐沉积在关节，就会导致痛风性关节炎；尿酸盐沉积在肾脏，就会导致痛风性肾病和尿酸性肾结石；尿酸盐沉积在血管，就会导致动脉粥样硬化；尿酸盐沉积在胰岛，就会导致胰岛 β 细胞受损，胰岛素分泌减少。尿酸盐沉积在外周组织、肌肉组织和胰岛细胞上，就会让靶细胞对胰岛素的敏感度降低，导致诱发和加重胰岛素抵抗，从而引发糖代谢异常，最终导致糖尿病出现。研究表明，血尿酸每升高 $60\mu mol/L$，糖尿病发病的相对危险度增加 65%。

为何糖尿病也容易患痛风？糖尿病患者中，常常出现肾脏尿酸排泄功能异常的情况。尤其是 2 型糖尿病患者，肾脏也会遭到破坏，肾糖阈值下降，肾小管对葡萄糖的重吸收减少，对尿酸的重吸收增加，尿酸排泄下降，从而导致血尿酸水平升高。另外，糖尿病患者中多伴有肥胖、胰岛素抵抗、高血压等，这些因素都

171

是痛风的常见诱发因素。尤其是肥胖，肥胖不仅能引起高胰岛素血症和胰岛素抵抗，也能促进肝尿酸的合成，还可以抑制肾尿酸的排泄，从而导致血尿酸水平明显升高。

所以，在临床上，痛风患者除了要规范用药降尿酸，也要同时控制血糖、血压、血脂和肥胖，尤其要注意肾脏功能的下降问题。

痛风合并糖尿病如何选择治痛风的药物

痛风合并糖尿病的临床表现，常常是出现乏力、多饮、多食、多尿、低比重尿、体重减轻等；在餐后常常会出现心慌、手颤、饥饿、多汗、心率增快等；急性痛风发作常常表现急骤，多数患者发病前无先兆症状，发作时常常出现关节剧痛的情况。

对于痛风合并糖尿病的检查，主要包括血尿酸、血肌酐、尿 pH 值、肾脏彩超、下肢动脉彩超、尿微量白蛋白、血糖、糖化血红蛋白、肝功能、血脂、血压等指标的变化，不仅要关注疾病本身，还要关注其血管并发症。

在药物治疗上，目前常用的降尿酸药物不直接参与或影响糖代谢，对于血糖的影响不大；部分降尿酸药物要注意其适应证；在降糖药物的选择上尽量选择兼具降尿酸作用的药物。

痛风合并糖尿病患者，在痛风急性期可以采用秋水仙碱、非甾体抗炎药来消炎止痛，建议从小剂量开始用药；不建议使用糖皮质激素类药物，因为该类药物有升高血糖的特点，而且痛风患者停止使用糖皮质激素类药物后症状容易复发。

在降尿酸药物的使用上，可以使用别嘌醇、非布司他和苯溴马隆等药物，根据病情来抑制尿酸生成或促进尿酸排泄。通常来说，糖尿病患者肾功能欠佳者不宜长期大剂量应用别嘌醇；而非布司他对于轻中度肾功能损害患者不必调整剂量；使用苯溴马隆时注意碱化尿液，但对于肾功能损害严重的患者不适宜，以免增加肾脏负荷。

对于糖尿病合并痛风石的治疗，如果痛风石较软、生成时间较短，且直径小于 1.5 厘米，那么长期坚持内科非手术治疗可以溶解痛风石；一般要求控制空腹血糖在 3.9 ~ 7mmol/L，糖化血红蛋白小于 7%。对于需要手术的患者，术前空腹血糖控制在 7.8mmol/L 以下，餐后 24 小时血糖控制在 10mmol/L 以下。如果血糖控制不佳，可能导致败血症、伤口不愈合或延迟愈合等；考虑术后胰岛素用量较大，应密切注意其反应，避免低血糖发生。

痛风合并糖尿病如何选择降糖的药物

降糖药物对血尿酸的影响较大，如糖尿病患者常用的药物胰岛素，胰岛素可以促进肝尿酸的合成，抑制肾尿酸的排泄，导致血尿酸水平升高，所以痛风合并糖尿病患者应该慎用胰岛素治疗。

目前常用的临床降糖药物包括双胍类、促胰岛素分泌剂、α－糖苷酶抑制剂、二肽基肽酶 –4 抑制剂、SGLT–2 抑制剂、GLP–1 受体激动剂、胰岛素促泌剂等，这其中如果没有禁忌证，首选胰岛素增敏药、SGLT–2 抑制剂及双胍类药物，次选 α－糖苷酶抑制剂、二肽基肽酶 –4 抑制剂，尽量不选胰岛素促泌剂或胰岛素。如果必须使用胰岛素促泌剂，可以选择格列美脲；如果必须使用胰岛素，可以与胰岛素增敏药、双胍类、α－糖苷酶抑制剂联合使用。

◆ **磺脲类降糖药：**

促胰岛素分泌药，主要用于 2 型糖尿病的治疗。代表药有格列苯脲（格列美脲）、格列喹酮、醋酸己脲（乙酰磺环己脲，降糖作用同甲苯磺丁脲，现在已经不常用）等。长期使用这类药，多数都可能对肾功能造成一定程度的损害，影响尿酸的排泄，引起血尿酸水平增高。所以糖尿病伴痛风的患者，如果必须使用此类药物，可选用对肾脏影响极轻微的格列喹酮。醋酸己脲有降糖和降尿酸的双重作用，它的降糖作用是通过刺激胰岛的 β 细胞，增加胰岛素的释放，提高血液胰岛素水平；降尿酸作用主要通过促进肾脏排泄尿酸而完成的。降尿酸作用出现在降糖作用之后，其作用可持续 8 ～ 10 小时，糖尿病伴痛风的患者也可选用此药。

◇ **双胍类降糖药：**

糖尿病患者如果体形偏胖，不少临床医生喜欢采用双胍类降糖药，这类药物能够在一定程度上帮助糖尿病患者减肥。双胍类降糖药主要是通过降低食欲，减少糖类的吸收而使血糖降低，各型糖尿病均可使用。代表药有苯乙双胍、二甲双胍等。这类药的主要不良反应是使体内乳酸积聚，乳酸是肾脏近曲小管有机阴离子转运物质，能抑制尿酸的分泌，分泌降低，排出减少，血尿酸增高，致痛风急性发作。

◇ **其他类降糖药：**

苯甲酸类、葡萄糖苷酶抑制剂类和噻唑烷二酮类，这三类降糖药尚未发现有影响痛风的不良反应。

◇ **胰岛素：**

胰岛素是治疗糖尿病的明星药物，也是许多糖尿病患者的最终选择。有研究指出，胰岛素在参与嘌呤代谢过程中，能促进尿酸合成增多，增高血尿酸浓度，增加痛风发作的机会。糖尿病伴痛风者，长期注射胰岛素，可引起痛风性关节炎发作。

对于糖尿病、痛风及出现肾病较严重的患者，应慎用双胍类或长效、强效的磺脲类降糖药，以免对肾脏造成进一步损伤。肾病不太重的患者，可选用葡萄糖苷酶抑制剂如阿卡波糖、拜糖平等药物，必要时尽早进行胰岛素治疗。

痛风与糖尿病都与生活方式相关，尿酸高且血糖高如何预防？

痛风与糖尿病，在人们的印象中常常被称为"富贵病"，与我们的饮食结构不合理、营养比例失衡、摄入食物能量过高、富含嘌呤食物摄入过多、含糖类食物摄入过多有密切关系。

如果现在您尿酸高且血糖高，那么在饮食上就要多注意：限制总热量，让糖类、蛋白质、脂肪的摄入合理，糖类占总热量的 55% ~ 65%，蛋白质为 0.8 ~ 1.0g/（kg·d），脂肪占总热量的 20% ~ 25%；尤其是要预防肥胖的发生。

如果您现在尿酸高且血糖异常，那么建议在没有出现痛风及糖尿病前，在饮食上做到如下五点：

◇ **限制糖类的摄入：**

糖类摄入过多，容易导致与尿酸相互竞争排出，减少尿酸的排出。建议主食以粗粮和细粮搭配；避免摄入碳酸饮料、奶茶、功能饮料、果汁饮料等含糖量高的饮料；避免摄入无花果、橙子、凤梨、荔枝、柿子、龙眼、杨梅、山楂、枣等含糖量高的水果；避免过量摄入饼干、蛋糕、绿豆糕、麻薯等含糖量高的糕点。

◇ **限制蛋白质和脂肪的摄入：**

高蛋白饮食和高脂肪饮食可以导致外源性嘌呤生成增加，从而让尿酸生成增加。痛风合并糖尿病的患者可以适量饮用低脂或脱脂牛奶、食用鸡蛋等来补充蛋白质和氨基酸；烹调用油不建议食用动物油脂，而要适量使用植物油脂；可适量食用动物肉类如畜肉、淡水鱼肉和禽肉，但建议是去皮瘦肉；可以适量食用猪血、海蜇等含嘌呤较少但具有营养价值的食物。

◇ **戒烟戒酒：**

痛风合并糖尿病的患者要戒烟和戒酒，尤其是白酒、啤酒、红酒和黄酒，能不饮用就尽量不要饮用；如果遇到必须饮酒的场合，可以饮用红酒 50 毫升以下；但是如果服用相关药物，建议不要饮酒。

◇ **多吃蔬菜和水果：**

油菜、白菜、卷心菜、茄子等蔬菜富含维生素 C 和膳食纤维，水分也较低，适合痛风患者食用；樱桃、草莓、青梅、青瓜、西瓜等果糖含量较低，应在血糖控制良好的情况下食用；可以适当摄入粗粮、全麦面包等富含膳食纤维的食物。

◇ **注意饮水：**

痛风合并糖尿病患者要多饮水，日饮水量应该不少于 2 000 毫升，对于痛风急性期的患者要达到 3 000 毫升以上；但是合并糖尿病的患者要尽量避免餐时饮水；如果肾脏受损，要根据肾功能情况合理饮水。

第十三节 痛风合并高脂血症的用药和饮食

有时候面对痛风患者的检查单，常常会发现不少患者有血脂高、脂蛋白异常等问题。当我告诉患者高脂血症与高尿酸血症有关时，不少患者会表示怀疑：高尿酸血症和血脂高没有什么关系吧？医生您这是"过度医疗"吧？

其实，高尿酸血症不仅能引起痛风，还会增加高血压、高血脂、高血糖、肥胖症等多种代谢性疾病的发病风险，尤其高脂血症与高尿酸血症往往相伴而生，相互影响。

尿酸影响血脂，降血脂药物怎么用

有研究显示，约有 53% 的原发性高尿酸血症患者会出现高胆固醇血症、高甘油三酯血症、低密度脂蛋白升高等合并有脂质代谢紊乱的情况，其中以高甘油三酯血症常见，而且生化检查还会发现极低密度脂蛋白升高和高密度脂蛋白降低的情况。血尿酸水平每升高 $60\mu mol/L$，甘油三酯升高约 0.6mmol/L，总胆固醇升高约 0.05mmol/L。这其中的原因主要与持续的高尿酸血症诱发和加重胰岛素抵抗，导致高胰岛素血症，升高的胰岛素会干扰脂质代谢，从而导致高脂血症。

另外一方面，高尿酸血症因为尿酸的特性，会影响低密度脂蛋白的氧化和过氧化，进一步影响脂质的"质量"，从而导致患者更容易出现动脉粥样硬化等。目前而言高脂血症并非痛风发作的明显诱因，但游离脂肪酸的升高和尿酸水平升高及高尿酸血症发病率增加有关。

高脂血症在药物治疗方面，主要是贝特类和他汀类常用降脂药物，这些药物对尿酸代谢有积极影响，但是降尿酸药物对血脂代谢的影响并不大。

在他汀类药物中，阿托伐他汀和辛伐他汀除了具有显著的降低胆固醇水平作用外，还具有较强的降尿酸作用，其中以阿托伐他汀的作用比较明显。阿托伐他汀可以通过抑制肾小管对尿酸的重吸收而增加血尿酸排泄，从而起到降尿酸的作用。要注意他汀类药物中普伐他汀、瑞舒伐他汀等虽然有一定的降尿酸作用，但非常微弱。考虑他汀类药对心血管病的保护作用远大于新发糖尿病风险，高血压伴高脂血症及高危糖尿病患者使用他汀类药是可最大获益的。

降甘油三酯的贝特类降脂药，已经被证实具有降低血尿酸水平的作用。其作用机制主要是通过肾脏旁路路径尿酸碎片化和对嘌呤的清除，从而促进尿酸排泄。如非诺贝特具有降尿酸作用，非诺贝特通过抑制肾近端小管重吸收，促进肾脏排泄尿酸。

所以，对于合并高脂血症的高尿酸血症患者，在调脂或降脂药物的选择上，应尽量选择同时可以降低血尿酸水平的药物。

痛风合并高血脂，选什么药降尿酸

高脂血症可以分为高甘油三酯血症、高胆固醇血症和混合型高脂血症。高尿酸血症合并高脂血症患者必要时需要根据类型采用降血脂药物，让血脂恢复正常。

在临床诊疗过程中，出现痛风合并有高脂血症的情况比较常见，如果您血脂高且有痛风，那么就要采用降尿酸药物治疗，应该采用什么降尿酸药物呢？

有研究显示，痛风合并高脂血症分两组分别采用别嘌醇和非布司他降尿酸12周，其结果并不相同：非布司他低剂量组的结果是，高密度脂蛋白胆固醇水平升高，但血清甘油三酯、低密度脂蛋白胆固醇和总胆固醇无明显变化；非布司他高剂量组的结果是，高密度脂蛋白胆固醇水平升高，血清甘油三酯、低密度脂蛋白胆固醇和总胆固醇水平有所下降；别嘌醇组患者治疗前后，相关检测结果并没有明显区别。

也就是说，非布司他相对来说有明显的降低低密度脂蛋白胆固醇和甘油三酯的优势。此外，治疗痛风临床常用的苯溴马隆促尿酸排泄药物，对血脂水平无显著影响。

那么，在痛风合并高脂血症的治疗上，在无禁忌证的情况下，可以优先选择非布司他；但是对于尿酸排泄障碍型患者而言，还是对症使用促进尿酸排泄的药物为主。

痛风合并高血脂，以低脂饮食为主

有研究认为，痛风与高尿酸血症患者伴有高脂血症，与过量饮食、过度饮酒、运动不足等不良生活习惯以及由此引起的肥胖有关。其中，偏爱动物脂肪及胆固醇含量较高的食物、脂肪、糖分含量高的高热量食物，容易患上痛风合并血脂异常。痛风合并高脂血症，日常饮食应该注意什么呢？

◈ **素食搭配精瘦肉：**

人体脂肪的增加主要来自日常饮食中能量过剩，所以一般在饮食上建议低热量和低脂肪饮食，限制高脂肪、高胆固醇饮食。痛风合并高脂血症患者建议以素食为主，搭配精瘦肉和动物血等。每天胆固醇摄入量不超过 200 毫克，一般不能超过 250g 的精瘦肉，建议分三餐食用。此外建议增加摄入多不饱和脂肪酸，烹饪用油以菜籽油、橄榄油为主，可以适量吃核桃，有助于降低血中胆固醇的含量。

◈ **增加膳食纤维摄入：**

膳食纤维可以减少胆固醇的吸收，增加粪便体积和肠道蠕动，促进胆固醇的排出，起到降血脂的作用。但是大量食用膳食纤维会影响其他营养素的吸收，所以要讲究适量。痛风合并高脂血症患者建议摄入适量膳食纤维，每天可以摄入 25 ~ 30g，富含膳食纤维的食物主要包括红薯、紫薯、麦片、南瓜等。

◈ **少吃蛋糕等甜食：**

对于痛风患者而言，高果糖的饮食容易导致尿酸生成增多和排泄减少，一般建议要减少摄入含果糖的饮料如奶茶、碳酸饮料、功能饮料及蜂蜜等。此外，包括蛋糕、冰淇淋、甜品等食物中，含有较多的人造脂肪也就是反式脂肪酸，痛风合并高脂血症患者如果一不留神吃太多，就会引发血尿酸水平升高，还可以转变为甘油三酯。

◈ **平时可以喝淡绿茶：**

绿茶中的儿茶素可以降低血液中的胆固醇含量，也有抑制血小板凝结的作用，其中的茶多酚可以增加血管弹性。如果有喝茶习惯的痛风合并高脂血症患者可以适当饮用。但是不建议饮用过浓的茶，一般一日饮用 500 毫升左右的淡茶水就好，柠檬绿茶也适合痛风患者，但注意不加糖。

◇ **每周吃 3 次茄子：**

茄子含有大量的黄酮类活性物质皂草苷，可以促进核酸的合成，减少血液中游离的尿酸盐；茄子富含的维生素 P 可以增加毛细血管的弹性，改善微循环，增强细胞黏着性，降低血脂含量。痛风合并高脂血症患者建议日常每周吃 3 次茄子，但不吃含脂肪量较多的烤茄子、肉末茄子等，尽量采用清蒸茄子或凉拌茄子的烹饪方式。

除此之外，痛风合并高脂血症患者要注意肝脏、肾脏和心脑血管等方面的相关疾病，在规范降尿酸和调脂治疗外，还要定期做复查，包括血脂、血尿酸、肝肾功能等检查，建议每 3 个月复查一次相关指标。

第十四节 痛风合并肥胖症的治疗

近年来，高尿酸血症及痛风的发病率逐渐升高，同时以肥胖、糖代谢紊乱、血脂异常和高血压等为主要表现的代谢综合征发病率也急剧升高。痛风患者常常合并代谢综合征，且呈年轻化趋势。高尿酸血症是高血压及心血管疾病的独立危险因素，严重影响痛风患者的预后，因此需要引起足够的重视，尽早进行诊治、干预，以期改善预后。

肥胖尤其是中心性肥胖，在高尿酸血症作为冠心病危险因素中起到了推波助澜的作用。高尿酸血症与肥胖之间的相互作用机制目前逐渐明晰。主要是胰岛素抵抗可以促进肾小管 NA^+-H^+ 交换，从而让尿酸重吸收增加，导致血尿酸水平升高。胰岛素抵抗可以加速动脉粥样硬化，让肾对血尿酸的清除率下降等。

今天我们就来讲讲，痛风合并肥胖症如何做到减肥降尿酸两不误。

痛风合并肥胖症，可以做到减肥和降尿酸两不误

研究表明，体重和血尿酸水平呈明显正相关，但其关系是复杂和多方面的。

有研究显示，52% 痛风患者体重超过理想体重的 20%，尤其是青春期以前体重增加可能导致青春期后血尿酸水平显著升高，是临床痛风发生的重要危险因素。在腰臀围没有明显差异的情况下，痛风患者的内脏脂肪体积明显超过正常对照组，而且血尿酸水平较高的患者内脏脂肪体积更大，血尿酸水平与内脏脂肪量呈显著正相关。

肥胖与高尿酸血症及痛风的关系十分密切，肥胖尤其是中心性肥胖引起高尿酸血症的可能机制为：

① 肥胖患者摄入能量增加、嘌呤合成增加，导致尿酸的生成增多。

② 进食多、消耗少，造成过多的脂肪在皮下、腹部或内脏器官蓄积，当劳累或饥饿时，机体将动用蓄积的脂肪产生热量，以保障机体活动的需要，而脂肪分解产生的酮体会抑制尿酸的排泄，让血尿酸水平升高。

③ 高尿酸血症及痛风与肥胖之间可能存在某些共同的遗传缺陷。

④ 近年来，有报道血浆瘦素水平与尿酸水平明显相关，提示瘦素可能是肥胖患者中高尿酸血症的致病因子，认为瘦素可能用于标示肥胖与高尿酸血症的关系。

⑤ 由内脏脂肪分泌的抵抗素和内脂素通过加重胰岛素抵抗和促进内脏脂肪堆积而促进尿酸水平增高。

⑥ 痛风伴发肥胖症的患者胰岛素抵抗的发生率是66%，胰岛素抵抗可导致高胰岛素血症，高胰岛素水平可刺激肾的近端小管上皮细胞刷状缘，促进尿酸盐阴离子和钠离子交换，增加尿酸的重吸收，减少尿酸的清除，从而导致血尿酸升高。

众多的研究显示，高尿酸血症与痛风患者减轻体重后，可以降低血尿酸水平、尿酸清除率升高及尿酸盐转换率，而且也缩小尿酸池，同时可以降低痛风患者的急性痛风发作次数。

事实证明，高尿酸血症及痛风与肥胖密切相关，控制体重可能起到预防高尿酸血症的作用，同时可以减少其他肥胖相关并发症。

痛风合并肥胖症会加重病情

肥胖尤其是腹型肥胖会加重痛风的病情，并常伴有脂肪肝、高脂血症、高血压、2型糖尿病及心血管疾病等。

肥胖症是能量摄入超过能量消耗，导致体内脂肪积聚过多，达到危害健康程度的一种多因素引起的慢性代谢性疾病。表现为不良的正能量平衡和体重增长。

目前还没有准确而简便、实用的身体脂肪量测定法，一般是采用根据身高和体重求得的指标，即体重指数 BMI= 体重（kg）/ 身高（m）² 来判定肥胖。目前将 BMI 分为 5 个级别进行判定，亚洲地区人群的肥胖标准为 BMI ≥ 25，即为超重和（或）肥胖。

由于中国人的体内脂肪的组成、分布及心血管危险因素的关系不同于欧美人群，同样 BMI 水平的亚洲人有更高的脂肪比例和更多的内脏脂肪。因此也有学者建议将体脂监测作为独立的代谢组成和血尿酸疾病预测因子，脂肪组织分布检测指标应适用腹围或腰围，比 BMI 更为敏感。

2007 年，《中国成年人血脂异常防治指南》对 2004 年中华医学会糖尿病学分会提出的标准进行修订，腹型肥胖的切点为腰围男性 > 90cm，女性 > 85cm。

痛风合并肥胖患者心脑血管疾病发生率和病死率明显增加。多项研究资料表明，高尿酸血症或痛风合并肥胖的患者容易并发冠心病、高血压、脑卒中、2 型糖尿病，严重影响患者的寿命和生活质量。临床上对于痛风或高尿酸血症合并肥胖的患者需要更加积极地进行健康教育，控制饮食，减轻体重，给予相应的治疗和改善预后。

痛风合并肥胖症该如何治疗？

痛风伴肥胖症的治疗原则为控制饮食、合理运动、减轻体重。在积极降尿酸治疗的基础上，可联合应用减肥药物，效果不好可考虑减肥手术。

◆ **降尿酸治疗：**

应设法让血尿酸水平长期 ≤ 360μmol/L，治疗应按临床分期进行，包括急性发作期的治疗、降尿酸治疗以及预防痛风急性发作治疗，主要治疗包括药物治疗、免疫吸附治疗、针刀镜治疗和手术取痛风石治疗等。

◆ **应用减肥药物治疗：**

对于运动治疗和饮食控制减重效果不理想者可考虑应用药物辅助减重，使原体重减轻 5% ~ 10%，并保持减重后维持体重不反弹，使降尿酸、降血压、降血糖、调脂药物能更好地发挥作用。目前已正式获准的临床应用抗肥胖药物包括去甲肾上腺素能药物盐酸芬特明和盐酸安非拉酮，以及脂酶抑制剂奥利司他。

◆ **手术治疗：**

对于 BMI 过高、运动治疗和饮食控制效果不佳者，可选择减肥手术。

肥胖对于痛风患者十分不利，肥胖患者对降尿酸药物不敏感。降尿酸治疗效果往往不佳。肥胖本身还会带来很多不适的症状，影响劳动和工作能力。所以痛风合并肥胖症需要进行减肥和降尿酸的双重治疗。

痛风和肥胖症都需要进行运动治疗

毫无疑问，"痛风患者可不可以运动"是不少痛风患者关注的问题。

运动疗法可以减少内脏脂肪，减少胰岛素抵抗，增强体质和机体抵抗力、缓解关节疼痛、防止关节挛缩及肌肉失用性萎缩等。而且适宜的运动配合药物治疗、饮食控制，对于肥胖症、高血压、高血脂、高胆固醇和糖尿病等合并疾病都有很大帮助。

生命在于运动，运动促进健康。对于痛风合并肥胖症患者而言，运动的关键在于是否适宜和科学。科学地选择适合自己的运动方式和运动量，如快走、游泳等，掌握科学的运动规律，才能达到预期的治疗和健身效果。

需要注意的是，痛风急性期避免运动，待症状缓解后进行运动，但要掌握运动方法和运动量，循序渐进，从被动的徒手牵张训练过渡到主动训练。

痛风合并肥胖症患者的饮食要求

饮食问题是痛风及高尿酸血症和肥胖症患者共同关注的问题。痛风合并肥胖患者的饮食应通过限制热量的摄取而达到减肥目的。从长远观点看，只要将摄入热量降低到热量消耗水平以下，或同时增加运动消耗热量，体重必然减轻。在这个过程中，机体将储存的脂肪用来产生热量，以达到热量平衡。

对于肥胖的痛风患者，如何减重和制定合理的饮食方案至关重要。控制饮食的原则是依据患者的年龄、劳动强度、膳食的热量及病情的程度而定。具体做法如下：

◇ **合理控制热量：**

不同年龄阶段和不同职业热量要求不同，青少年要考虑生长发育要求，强化日常体育锻炼。在减肥的低热量饮食中，食物蛋白质供应在 50g ~ 75g，占每日饮食总热量的 15% ~ 20%。

◆ **限制脂肪：**

过多摄入脂肪可引起酮症，加重痛风和高尿酸血症的病情。肥胖症患者饮食中脂肪应控制在总热量的 25% 左右。

◆ **限制糖类：**

糖类供给应占总热量的 60% ~ 65% 为宜，限制糖类也能防止糖分在体内以脂肪的形式堆积。含果糖、蔗糖、麦芽糖的食品，应尽量少吃或不吃；果糖摄入过多可导致尿酸升高。

◆ **控制高嘌呤食物：**

高嘌呤食物大多含热量和脂肪较多，要进行适当控制。痛风患者的饮食控制在每日嘌呤摄入总量不超过 300 毫克，如急性痛风发作或在慢性痛风石关节炎期每日摄入嘌呤总量不超过 150 毫克。

◆ **限制食盐：**

食盐能引起口渴并刺激食欲和增加体重，同时食盐摄入过多容易减少尿酸排泄和增加尿酸生成，应将食盐限制在每日摄入 5g 以内。

◆ **烹调方法及餐次：**

不建议采用油煎、油炸、烧烤、火锅和熬汤的方式，尤其是煎炸食物含脂肪较多，并刺激食欲，不利于减肥；每日进餐次数不要超过三餐。

◆ **注意减肥方法：**

切忌体重"悬崖式"下降，更不能采取饥饿减肥法。饥饿可以让体内脂肪分解产生大量酮体，酮体可以与尿酸竞争排泄，让尿酸排泄减少，引起体内尿酸蓄积，导致血尿酸值上升，因此要科学减肥。

第十五节 痛风石可以做手术吗？

什么是痛风石？痛风石是由于血液中尿酸浓度超过溶解度，导致尿酸以尿酸钠结晶形态沉积在关节、软骨、滑膜、肌腱等组织中形成的；是由单核细胞和多核巨细胞包裹尿酸盐结晶形成的肉芽肿样、黄白色的赘生物。痛风石是痛风的特征性损害。痛风石的外观是隆起的大小不一的黄白色赘生物，表面菲薄，破溃后会排出白色粉状或糊状物，经久不愈。

是不是痛风患者都会长痛风石呢？一般来说，30% 未经过规范治疗的痛风患者在 5 年左右可以形成痛风石。痛风石可以分布在全身各个部位，出现了痛风石后就意味着痛风进入了慢性痛风性关节炎期。

有些痛风石患者常常会有疑问："是不是痛风石只能进行手术取石治疗呢？"答案是："并非如此，每一个阶段的痛风石治疗方法各有不同。"

对于临床上进行痛风石的手术治疗，主要是有三个考量：

首先，虽然使用降尿酸药物可以逐渐缩小痛风石发病部位的病灶，但是在需要进行快速降尿酸治疗的时刻，药物治疗远不及手术治疗及时；尤其还要考虑到长期使用降尿酸药物对肝肾功能可能造成的副作用。

其次，如果长期存在的痛风石已经在对患病部位的关节、滑膜、软骨、血管和神经等造成影响，大量侵蚀关节囊、肌腱、软骨及骨端骨松质等，造成了关节功能障碍，及时手术治疗比今后进行关节置换要好不少。

最后，如果局部的痛风石过大，已经对患者的日常生活造成影响，如无法穿鞋出门、无法用手提物、无法下蹲等，那么手术治疗清理痛风石，可以改善生活质量；如果痛风石出现破溃，手术治疗也可以避免感染的风险。

通常来说，痛风石的发展有四期：初次发生的痛风石、继续发展的痛风石、不断长大的痛风石、发生破溃的痛风石。这四个阶段的治疗方案各有不同，但是溶解尿酸盐结晶和降尿酸治疗是关键。

治疗初次发作的痛风石：维持降尿酸治疗 6 个月后可以消退

典型的痛风石多见于耳轮、跖趾、指间和掌指关节，且多见于关节远端，表现为关节肿胀、僵硬等。痛风石的形成与血尿酸浓度密切相关，当血尿酸浓度超过 540 μ mol/L 时，约 50% 未经治疗的患者会出现痛风石；血尿酸浓度低于 480 μ mol/L 时，约 90% 的患者不出现痛风石。高尿酸血症的病程越长，痛风石就越多。

初次发作的痛风石，一般会在关节急性痛风性关节炎发作比较频繁的部位或是在耳郭部位出现。其特征主要包括：刚开始发作，尚未成型，一般在发作部位可以触摸到类似于"石头"的肿块，但是不会出现急性痛风性关节炎的疼痛感；痛风石大小稳定，生长缓慢，累及单一关节；关节无异常分泌物，无侵袭性的团块或结缔组织破坏；较少出现慢性痛风性关节炎的关节炎症；不容易出现活动障碍或者破损等情况。

首次发生的较小的痛风石，一般直径不超过 1.5 厘米，质地较软，给予积极治疗，让血尿酸长期维持在 300 μ mol/L 以下的达标状态，经过半年左右的时间后痛风石可以消退。这是因为痛风石此时形成时间比较短，其内部沉积的尿酸盐结晶还能够与血液内的尿酸自由交换，对于这种患者适当给予持续的降尿酸治疗，可以让痛风石中的尿酸融入血液，再由肾脏排出。

治疗继续发展的痛风石：根据痛风石大小和数量决定是否取石

初发的单个小痛风石，一般对身体不至于能够造成多大的影响。但是如果病情继续发展，痛风石可以逐渐增大和增多，尤其是在关节周围的痛风石，如手、足的指、趾关节，踝关节，足跟等部位，可以影响关节的活动，造成工作与生活上的不便。痛风石越大，数目越多，则对关节活动的影响越大。

继续发展的痛风石，不仅在发作部位容易出现蔓延趋势，而且会在其他关节也出现尿酸盐沉积。一般来说其特征包括以下几点：痛风石大小相对比较稳定，生长比较缓慢，体积会逐渐长大，但是并不是一蹴而就；痛风石的数量增多，一般会累及 2 ~ 4 个关节；痛风石不断增多的同时，急性痛风性关节炎发作频率也在增加，且疼痛会累及多个关节。

对于继续发展的痛风石，需要根据痛风石的情况来拟定治疗方案。如果痛风石数目较少且大小较小，没有明显的压痛和波动感，急性痛风发作也并非迁延不愈，可以坚持进行降尿酸治疗，促进痛风石部位的尿酸盐结晶溶解，对于继续发展的痛风石，需要 2 年左右的溶晶治疗才能逐步消退；如果痛风石数目较多，表面皮肤呈黄色、质度中等或发硬，那么就要根据临床指征决定是否需要采用针刀镜或者关节镜进行手术治疗，若合并皮肤溃疡、感染，痛风石较大影响功能，如不能穿鞋或戴手套，或神经、血管、肌腱受压等，可考虑手术切除。

治疗不断长大的痛风石：因为已经无法溶解只能手术治疗

随着病情进一步发展和病史的延长，痛风石逐渐增加，数目可以由最初的 1 ~ 2 个逐渐增多到十几个甚至更多，并且波及多个关节周围。痛风石的数目及大小是反映痛风病情轻重及病程长短的一个直观指标。

不断长大的痛风石的主要特征是痛风石累及的关节超过了 4 个，在数量上也超过了 4 个，且痛风石大小不等；痛风石生长速度较快，一般大小和鹌鹑蛋差不多；痛风石影响关节的活动能力，造成关节障碍，出现关节不易活动的情况；痛风石受累关节会出现不规则肿胀、疼痛、发硬等情况。

对于不断长大的痛风石，其因为体积较大且发硬，已经失去了溶解的可能，普通的降尿酸治疗很难消除；所以一般采用的治疗方案是进行手术取石治疗，在痛风的静止期进行手术，围手术期给予积极的内科预防治疗；且在手术治疗后需要进行伤口换药，以促进伤口愈合。

治疗发生破溃的痛风石：先处理创面再处理尿酸盐结晶

在痛风石继续增大到一定程度后，一般来说会导致皮面被拉伸，出现皮肤变薄和变亮，长到一定程度后，皮肤部位就会出现破溃。尿酸盐结晶存在于痛风结节内，长期对皮肤组织起刺激与侵蚀作用，使得皮肤的完整结构受到破坏，皮肤的弹性及耐受性均下降而易于破溃。这也是痛风石性关节炎晚期的表现。一般来说，在这个时期的痛风石有这样的特征：痛风石关节有异常分泌物、侵袭性团块或结缔组织破坏；痛风石受累关节皮肤容易出现破损，破损后会流出白色粉状或黄白色糊状的分泌物；痛风石一旦破溃，容易发生细菌感染、瘘管局部溃烂化脓等；痛风石破溃部位难以自行愈合。

痛风石破溃后，首先应该保持局部的清洁，采用相关药物清洗创面；其次应该尽可能将流出的尿酸盐结晶清除干净，加快创面愈合；保持创面干燥、不宜进行包扎；在创面处理后，再考虑是否进行手术清理尿酸盐结晶。理论上手术清创是最快捷、并发症最少和愈合效果最好的一种方法。但对痛风伤口而言，追求彻底清除伤口痛风石结晶并不现实。这类痛风石结晶往往"深入骨髓"，在伤口深层往往伴随不同程度的溶骨性改变。

需要注意的是，如果痛风石已经对周围的骨关节造成了侵蚀并且侵蚀严重，一旦手术取出石头，也会损伤周围的骨关节，导致痛风患者无法正常行走而致残。所以此时就可能需要进行截肢或者是其他手术重建。

总而言之，对于已经长出痛风石的痛风患者而言，降尿酸治疗依然是基础；而手术治疗仅仅是能够清理关节部位的痛风石、关节腔内的尿酸盐晶体和游离体；即使清理干净后，如果不坚持降尿酸治疗，那么痛风石还有可能再次长出来。

痛风石手术治疗方法：以微创手术为主

传统的开放手术治疗存在切口大、分离暴露组织多、对关节结构破坏多和术后并发症多的缺陷。这是因为传统的开放手术常常采用的是切除受侵蚀的关节囊、软骨等，尤其大量地采用手术刀清除软骨、肌腱、关节囊、韧带及周围软组织，对关节创伤较大，较易造成关节的术后粘连，而且容易让关节功能明显受损。

目前有不少微创手术或治疗术可用于痛风石的治疗，如关节镜、针刀、微创针刀镜等。一般而言，医生会在评估患者病情的前提下选择适合的治疗方法。

◇ **针刀镜取石：**

针刀镜的优势为可提供良好的关节内视野，通过液体的冲洗和器械的刨削切割，可以直接清除大量的晶体、痛风石和关节内游离体，手术切口小，时间短，感染概率小。对于手、足多发的痛风石，手术中应彻底清除痛风石和受累组织表面的尿酸盐结晶。针刀镜手术可以尽量保留关节囊及周围重要韧带，防止术后肢体功能障碍和肌腱粘连。如果出现第一跖趾关节侵蚀、缺损严重的，要进行缺损部位的修复，根据实际情况进行关节融合术、关节置换术。若肌腱和腱周组织受侵犯则无需保留，应彻底清除，同时行一期肌腱移植重建，要注意创面皮肤的覆盖，修整切口皮缘，以利于愈合。

◇ **关节镜取石：**

关节镜取石结合了微创技术和现代化可视设备，对于质软的痛风石组织、关节或肌腱内较软的病变、关节表面软骨破坏、关节面间孔隙较大等，均可使用关节镜切口抽吸、刮匙、器械清创、切除和固定关节位置保持肌腱功能。通过关节镜下对关节内尿酸盐结晶进行清理和冲洗，去除混浊关节液中的大量白细胞和炎性介质，对滑膜刨削后减少炎症渗出，从而清理尿酸盐结晶，消除尿酸盐结晶对关节部位的机械磨损作用。术后如结合经筋刀、药物和其他治疗，血尿酸含量可短期内恢复至 $364.6 \pm 31.6\,\mu mol/L$，且延缓痛风疾病进展。

◇ **关节置换术、关节融合术：**

部分患者行关节镜手术后，即使清除尿酸盐结晶仍然达不到预期的治疗效果，负重大关节宜进行关节置换术治疗。关节软骨破坏者，早期行局部病灶清除，如全关节面破坏行关节融合术。

◈ **术中、术后注意事项：**

有些痛风患者，尿酸高从来不用药，身体多个部位出现痛风石时，医生实行了手术取石。然而没想到的是手术取出痛风石后没几天，痛风就再次发作。对于痛风石切除术者，确实会出现术后急性发作的情况。这是因为：手术前有些患者血尿酸水平仍然很高；尿酸盐结晶融入血液；术中痛风石清除过程中，可能有部分尿酸盐结晶被溶解并吸收入血，所以很容易造成术后早期痛风急性发作。

为预防痛风急性发作，一般采用的措施包括：术前降尿酸治疗 3 ~ 7 天，使尿酸达到低于 300 ~ 360 μ mmol/L 水平；如果痛风急性发作，可给予非甾体抗炎药或秋水仙碱，每日 2 ~ 3 次，连续口服 3 ~ 5 天，或预防性应用 3 ~ 5 天。

痛风石患者对手术治疗的疑点还是在于术后部位愈合度低的问题。我们必须承认痛风石无论是手术还是破溃后，伤口自愈的时间都较长；因此如果开展这类手术，那么就需要专门的伤口护理。通常采用类似烧伤伤口换药方法或封闭式负压引流治疗与三氧治疗，伤口可以在 7 ~ 10 天愈合。

对于痛风石治疗而言，长期降尿酸治疗是基础

要给大家强调的是，手术切除痛风石，并不能从根本上解决痛风石患者的问题。因为切除痛风石并不能直接让患者的血尿酸达标。而且，痛风石手术对于痛风患者而言，还是有不少局限的。

◈ **手术切除痛风石针对的是局部，而不是整体：**

手术切除痛风石，主要还是针对关节上长出的痛风石，清除的是关节上沉积下来的尿酸盐结晶经长期积累并纤维化的一部分尿酸盐物质。因为局部手术治疗，解决的是局部痛风石对关节造成的影响和尿酸盐结晶的沉积；实际上痛风患者全身多处关节都存在有尿酸盐结晶，只是其他部位还没有出现皮下的痛风石，也没有严重到需要进行手术治疗的情况。

◈ **手术切除痛风石并不能完全降尿酸：**

痛风石很难清除干净，一般来说尤其是附着在关节上的痛风石，即便是刨削

也很难"铲除";而且很重要的一点是，如果不能从根本上控制尿酸水平，那么尿酸盐结晶还会沉积。

痛风石手术可以及时清除局部感染、解除关节压迫和维护关节功能，达到降尿酸药物无法达到的效果，但是无法替代正常的降尿酸治疗。所以，该不该对痛风石做手术，该如何进行手术，需要专业医生根据病情进行综合判断。对于痛风石的治疗，不能以是否清理沉积的尿酸盐结晶和取石为标准，而应该以长期血尿酸低于 300μmol/L 为标准，且需要定期复查，再进行药物剂量和其他治疗方案的调整。

第六章

痛风认知如何避误区

>>>

第一节 痛风患者有没有必要检查除尿酸外的项目？

"医生，我来看病是治痛风的。您说痛风的基础是尿酸高。那我查一个尿酸不就可以了吗？您为什么要给我开血尿酸、尿尿酸、肝功能、肾功能、血糖、血脂那么多检查呢？"

经常有痛风患者看病时会认为医生开了太多的检查。有些朋友会问原因，有些则拂袖而去。不少初次治疗痛风的患者会有根本没有必要检查除尿酸以外的项目的错误认识。

为什么痛风患者会持有这样的观点呢？因为在不少人心中，痛风就是因为尿酸水平过高导致的，那么就只需要检测一下血尿酸水平；其他的指标与痛风的关系根本不清楚，没有必要检测。

无论中医还是西医治疗痛风或者其他疾病，都不会只是"头痛医头脚痛医脚"。也就是说，要让痛风得到规范、准确的诊治，就不仅仅要检查血尿酸，还包括不少生化指标及影像学检查。为什么要做这些检查呢？

24 小时尿尿酸水平检测可以辅助选择降尿酸药物

通过 24 小时尿中尿酸水平的检测，可以判断患者血尿酸水平升高属于哪种类型。

在低嘌呤饮食的条件下，24 小时尿中尿酸排泄量如果 < 600 毫克 /d，那么就可以判断为尿酸排泄障碍型，治疗上会优先选择苯溴马隆等促进尿酸排泄的药物。

如果 24 小时尿中尿酸排泄量 > 600 毫克 /d，就可以判断为尿酸生成过多型，治疗上会优先选择别嘌醇、非布司他等抑制尿酸生成的药物。

如果 24 小时尿中尿酸排泄量 > 900 毫克 /d，就需要警惕尿酸在肾脏中沉积，从而损伤肾脏及形成尿路结石，那么就需要对肾脏结石进行治疗。

尿常规检测可以帮助确定是否需要碱化尿液

尿常规检测项目较多，一般检测时无需空腹，但是留取尿液前不宜饮用太多的水。

尿常规中的尿液 pH 值可以反映尿液的酸碱度，如果尿液 pH 值低于 6.0，那么不利于尿酸的正常溶解和排泄，导致血尿酸水平升高，可能增加尿酸性结石生成的风险，治疗时需要使用碳酸氢钠、枸橼酸氢钾钠等药物碱化尿液，一般需要尿液 pH 值维持在 6.2～6.9 之间；如果尿液 pH 值高于 7.0，那么就容易形成碳酸钙、草酸钙等肾结石。

尿蛋白检测如果出现"+"那么就有可能是肾炎、肾病综合征及泌尿系感染；管型则表示肾实质损害，多见于急性或慢性肾小球肾炎、肾衰竭等；隐血出现"+"也就是血尿，常见于泌尿系统炎症、肿瘤、结石等。

尿红细胞呈阳性则提示患者可能有泌尿系统炎症、肾结石等；尿白细胞计数增高则可能出现泌尿系统感染；尿比重升高见于急性肾小球肾炎、心力衰竭、高热、脱水；尿比重降低则见于大量饮水、慢性肾炎等。

肝肾功能检测是调整降尿酸药物剂量的依据

痛风和高尿酸血症都是慢性代谢性疾病，往往病程较长，需要长期用药，但是疾病本身与治疗药物都有可能对肝肾功能造成损伤，所以需要检测肝肾功能。尤其要注意的是痛风患者合并脂肪肝的比例非常高，肝功能受损很常见；痛风引起的肾脏功能损害也很普遍，包括尿酸性肾结石、尿酸性肾病等。

检查肝功能前需空腹 8～12 小时，一般空腹抽血，肝功能指标主要包括：天门冬氨酸氨基转移酶升高常见于心肌梗死发病期、急慢性肝炎、中毒性肝炎、心功能不全等；γ-谷氨酰转肽酶升高常见于原发性或转移性肝癌、急性肝炎、慢性肝炎活动期、肝硬化、急性胰腺炎及心力衰竭等；总胆红素升高常见于原发性胆汁性肝硬化、溶血性黄疸、急性黄疸型肝炎、病毒性肝炎、胆石症、肝硬化等；丙氨酸氨基转移酶升高常见于急慢性肝炎、脂肪肝、药物性肝损伤、肝硬化、心肌梗死等。

检查肾功能前建议 3 天内以素食为主，避免剧烈运动，肾功能指标主要包括：尿素浓度在 8.9 ~ 17.9 μmol/L 时，就可能是因为高蛋白饮食、糖尿病、重症肝病等尿素产生过剩，或轻度肾功能低下、高血压、痛风等尿素排泄障碍；尿素浓度在 18.0 ~ 35.7 μmol/L，就可能是因为尿毒症前期、肝硬化等；尿素浓度在 35.8 μmol/L 以上，常见于尿毒症、严重肾衰竭等。肌酐也是检查肾功能的重要指标，肌酐升高常见于急性或慢性肾小球肾炎、急性或慢性肾衰竭、重度充血性心力衰竭、心肌炎、肌肉损伤等。

目前临床上所用的降尿酸药、消炎镇痛药物以及其他治疗痛风的辅助药物，大部分都是通过肝肾代谢，或多或少会有肝肾不良反应出现，那么当肝肾功能出现问题时，就需要调整药物剂量，以避免药物造成更严重的肝肾损伤。如果医生不清楚患者肝肾功能情况，那么用药上就可能出现偏差，严重的可能引发肝肾功能衰竭。

血糖与血脂检测是预防痛风并发代谢异常的关键

在临床上，仅有少数痛风患者只是单纯的血尿酸水平升高，绝大多数痛风患者合并有高血糖、高血脂、高血压或者体重异常。

高血糖、高血脂、高血压和高尿酸常常并存，而且这四种疾病的影响是相互的。所以对于血脂、血糖的检测很有必要，在调脂、降糖治疗时可以选择兼具有降尿酸作用的药物和避免升高尿酸的药物。

只有良好的血糖、血脂、血压及尿酸控制才能同时预防其他并发症的发生和发展。

影像学检查能够评估痛风的病情轻重

肌骨超声、关节 B 超、X 线检查、核磁共振等影像学检查，对于早期发现尿酸盐在关节处的结晶沉积、明确关节及骨骼的损伤程度、评估慢性滑膜炎等都有必要，对于正确诊断和判断痛风病情轻重起重要作用。

超声检测包括肌骨超声、肾脏彩超等，能评估有无肾结石、关节腔积液、关节腔内各结构的炎症病变、关节尿酸盐结晶沉积等，还能辅助医生进行关节腔内注射治疗。

X线检查能发现病变关节、骨骼的骨质破坏情况，能发现关节处的痛风石、骨质侵蚀、骨质钙化程度。

核磁共振检查有助于评估病变部位软组织肿胀情况，可以早期发现关节的骨质改变，从而了解痛风病情的活跃程度，也能对痛风性肾病进行辅助诊断。

有些医院有双源CT检测，可以辅助诊断痛风，但是要注意可能出现假性结果。

总而言之，对于痛风患者的检测，不能只是查血尿酸那么简单。必要的检查有助于正确诊断疾病、评估病情轻重和辅助制定治疗方案，也有助于改善预后。每一项检查对于痛风患者而言都必不可少。

第二节 喝苏打水可以降尿酸？

"医生，我不吃碳酸氢钠，只喝苏打水能降尿酸吗？"

"医生，长期喝苏打水能治痛风吗？"

我也会打破砂锅问到底地反问痛风患者："您为什么会认为仅依靠喝苏打水就能够治好痛风呢？"虽然我心中已经有了答案，但还是需要求证。

答案是什么呢？其实无论对于痛风患者还是患有其他疾病的患者，没有谁会希望天天吃药、年年吃药，药不能停；大家心中都有一个美好的愿望，就是希望能够不吃药把病给治了。

对于痛风患者而言，他们也常常看到医生在开药时会根据病情，开出小苏打也就是碳酸氢钠，并且会要求患者多喝水。于是有人就将这个记在心里："小苏打，多喝水，那合在一起不就是苏打水吗？"

于是便有了这样的传言："苏打水是碱性的水，喝了之后就会中和酸性体质，从而达到酸碱平衡，起到降尿酸的作用。"

乍一看，这样的说法不无道理；可仔细一揣摩，却是漏洞百出。咱们来了解一下喝苏打水对痛风患者有没有帮助，究竟可不可以治痛风和降尿酸。

为什么医生让有些痛风患者碱化尿液？

目前治疗痛风，可供选择的降尿酸药物有别嘌醇、非布司他等抑制尿酸合成的药物，丙磺舒、苯溴马隆等促进尿酸排泄的药物，以及尿酸氧化酶药物三类，其实小苏打并不在其中。

那么碳酸氢钠（小苏打）什么时候用于痛风患者治疗呢？为什么会用于痛风患者的治疗呢？我们来看看医生开出这味药的根据。

人体正常的生理情况下，血液和组织液中的 pH 值（酸碱值）为 7.35 ~ 7.45，呈弱碱性。在正常的状态下，尿酸盐在血液和组织液中的溶解度为 381 μmol/L；如果超过该溶解度，尿酸盐就会以针样晶体析出，形成尿酸钠结晶，导致痛风发作。

也就是说，血液和组织液中的 pH 值降低，是急性痛风性关节炎常见的诱因之一。导致 pH 值降低的原因主要包括：剧烈运动后，关节肌肉所在部位的乳酸浓度升高，局部组织液中的 pH 值降低；饮用白酒和啤酒后，乙醇代谢导致血乳酸浓度增高，使血液中的 pH 值降低；饥饿导致乳酸、脂肪酸等有机酸增多，使肾小管中尿酸排泄减少，尿液中的 pH 值降低。

所以维持血液、组织液以及尿液中的 pH 值在正常范围是预防和治疗痛风的主要措施之一。那么，医生让痛风患者服用碳酸氢钠（小苏打）的理由是什么呢？主要就是让尿酸在弱碱性的环境中，能转化为溶解度更高的尿酸盐，从而有利于尿酸经肾脏从尿液排泄，减少尿酸沉积造成的肾损害。

使用碳酸氢钠（小苏打）主要是为了碱化尿液，帮助尿酸排泄；碳酸氢钠本身并没有直接的降尿酸作用。那么碳酸氢钠什么时候使用呢？尿酸排泄减少型患者使用苯溴马隆治疗痛风时可使用碳酸氢钠；出现痛风性肾损害时为了避免肾脏进一步损伤也可使用碳酸氢钠。

并不是每一位痛风患者都能适用于碳酸氢钠，一般来说，碳酸氢钠适用于肾尿酸排泄减少的高尿酸血症和痛风患者。只有当尿液的 pH 值低于 6.0，才采用碳酸氢钠、枸橼酸氢钾钠等碱化尿液的药物治疗，让 pH 值维持在 6.2 ~ 6.9 之间。而对于尿酸生成增多、有肾结石高危风险或已经有尿酸性肾结石的患者不推荐使用。另外，无论是采用静脉滴注或者口服碳酸氢钠，都需要注意酸碱平衡与电解质水平。

喝苏打水对痛风碱化尿液有没有帮助？

当我们了解到碳酸氢钠（小苏打）为什么用于痛风患者的治疗后，让我们回到正题：苏打水能不能像碳酸氢钠一样，对痛风患者碱化尿液起到作用呢？

痛风患者需要碱化尿液，但不是每一位都需要。而且碱化尿液治疗需要考虑钾、钠的平衡。如果碳酸氢钠使用不当，就会升高患者的钙排泄而促进钙结石的形成。什么是碳酸氢钠使用不当呢？就是尿液 pH 值 > 7.0，导致尿液过度碱化，反而容易形成草酸钙或其他类型肾结石，或者在尿酸结石表面形成磷酸盐外壳，从而阻止其进一步溶解。

所以，一般碳酸氢钠在开始用促进尿酸排泄的药物期间使用，碱化尿酸也应该适度，而不能像降尿酸药物一样一直使用。

日常饮用的苏打水一般来说，对于碱化尿液并没有帮助。为什么我这样斩钉截铁地告诉大家呢？主要原因有两个：

◇ **有些苏打水含果糖，可能让尿酸上升：**

目前常见的苏打水为了口感多加入了果糖、玉米糖浆、柠檬汁或食用香精。果糖能够通过促进 ATP（腺苷三磷酸）降解为尿酸的前身 AMP（腺苷–磷酸），升高血浆尿酸水平；果糖在肝脏内磷酸化过程需要 ATP 的参与，而磷酸盐的过量消耗限制了 ADP（腺苷二磷酸）向 ATP 转化，过量的 ADP 在酶解过程中转化为尿酸。也就是说，如果摄入过量的含果糖的苏打水后，尿酸可能在短时间内明显升高，导致急性痛风发作。

◇ **有些苏打水含二氧化碳，可能让血液酸化：**

不是每一种苏打水都是用小苏打制作，不少苏打水加入了二氧化碳模拟口感。二氧化碳溶于水就会变成碳酸，碳酸是一种中等偏弱酸性的物质，所以会造成苏打水整体偏酸性。我们要知道当尿液 pH 值从 6.9 下降到 5.0 时，尿酸在尿液中的溶解度减少近 20 倍，尿液的 pH 值越低，肾尿酸结石和尿酸盐结晶沉积在关节的发生率越高。也就是说，如果是有大量气泡的苏打水或泡腾水，实际上水质呈酸性而不是弱碱性。

此外，日常所见到的苏打水并不能改变人体的 pH 值。因为苏打水直接喝进去，胃肠道会通过自身的调节功能很快地将体内弱碱性苏打水的 pH 值调节至体内环境的 pH 值。也就是说，如果确实需要碱化尿液，碳酸氢钠相比之下会更直接。

真正的苏打水，其实气泡很少。其口感是有点涩和咸的味道，想必多数人都无法接受。所以与其喝苏打水，不如用碳酸氢钠，而碳酸氢钠也不适合长期服用。促进尿酸排泄简单实用的办法其实就是喝凉白开，经济实惠，还能够促进血液循环，多让尿酸随尿液排出。

第三节 痛风患者能不能吃豆腐？

豆类和豆制品是优质植物蛋白的重要来源，不少营养专家也提倡多吃。但是不少痛风患者却觉得"豆类和豆制品不能吃"，有些痛风患者也坦言"吃了豆腐后急性痛风发作"。那么，痛风患者究竟能不能吃豆制品呢？咱们先看一下关于痛风患者的饮食调查。

调查显示，相当一部分痛风患者掌握的饮食控制知识都比较陈旧。76%的痛风患者认为豆制品会增加血尿酸水平；21.3%的痛风患者认为可以适量吃豆制品；2.7%的痛风患者认为豆制品可以降低血尿酸水平；41%的医生认为豆制品会增加血尿酸水平。

其实既往也有不少医生认为豆类及豆制品富含嘌呤，会增加血尿酸水平，不利于痛风病情的控制。所以常常灌输给痛风患者的说法就是"豆类及豆制品嘌呤含量高"，如果食用就可能导致血尿酸水平升高。

事实并非如此。新的研究显示，豆类及豆制品（包括豆腐、豆浆）等的摄入总量与高尿酸血症的患病率呈负相关。究竟豆类及豆制品适不适合痛风患者呢？

黄豆嘌呤高，豆制品嘌呤不高

豆类和豆制品嘌呤含量到底高不高呢？如果是干豆类，比如干黄豆等，确实属于嘌呤含量较高的食物，或许正因为如此，所以痛风人群常常被建议少吃豆类和豆制品。

但是，咱们要知道嘌呤属于"溶于水"的物质，这也是为什么医生建议痛风患者烹饪肉类等食物前先氽水，痛风患者不要吃浓肉汤及浓肉汤属于高嘌呤食物的原因。嘌呤因为能溶于水，所以当黄豆被加工为豆腐、豆浆、豆皮等豆制品时，其嘌呤会流失，嘌呤含量会大幅下降。

按照《中国高尿酸血症与痛风诊疗指南（2019）》所说的意见："不推荐也不限制豆制品（如豆腐）的摄入。"按照《中国居民膳食指南》的建议："每人每天摄入25～30克大豆及坚果或相当量的豆制品。"痛风患者食用豆类在每天

30克左右；以此换算也就是痛风及高尿酸血症患者可以每天饮用250毫升豆浆或食用50克豆腐干或150克南豆腐或50克北豆腐。其实对于痛风患者来说，这也是个好消息。因为指南并没有将豆制品列入痛风患者需要严格限制或避开的食物，可以根据自己的饮食习惯适量食用。

从现实的角度谈，痛风患者不必对豆制品"谈豆色变"。豆制品如豆腐脑、豆浆、豆腐等都是我们的传统食物，豆类被视作植物蛋白的主要来源，适量摄入豆制品不会引起血尿酸水平升高及痛风发作。

有些豆制品影响痛风病情，并非因为其嘌呤含量较高

现在看来，对于豆腐等豆制品，实际上在正常情况下是可以适量吃的；而且在适量加适当的原则下，豆腐等豆制品是可以如同牛奶一样代替肉类作为优质蛋白质的来源。

但凡事无绝对。我们要知道痛风及高尿酸血症在长期尿酸居高不下的情况下，是可以影响肾功能的。对于肾功能不全的患者，倡导摄入优质蛋白，而且要适量；对于非优质蛋白，应该尽量限制摄入。这是什么原因呢？

无论动物蛋白或植物蛋白，都必须通过人体消化分解才能吸收，而在分解过程中，动物蛋白的利用率高，产生的代谢废物如尿素氮、肌酐等会少一些；而植物蛋白在分解过程中利用率较低，产生的代谢废物较多，这些代谢废物需要通过肾脏排泄，也就加重了肾脏的负担，不利于肾脏及尿酸排泄。

也就是说，如果痛风及高尿酸血症患者肾脏受损，那么就需要控制豆腐等豆制品的摄入；不仅要控制豆制品摄入，更要合理控制每日蛋白质的摄入总量：非透析期间的慢性肾脏病患者，每天摄入蛋白质以0.55g/kg体重为宜；慢性肾脏病3～5期患者，每天摄入蛋白质以0.8g/kg体重为宜；透析期的肾脏病患者，建议每天摄入蛋白质以1.0~1.2g/kg体重为宜。

除了肾功能受损的痛风患者需要在医生指导下适当摄入豆制品，有些豆制品确实可能导致尿酸升高或是诱发痛风发作，但主要原因不只是因为嘌呤含量，而

是其他：

◆ **豆瓣酱：**

豆瓣酱的主要原料是大豆，其中嘌呤含量较高。但是植物嘌呤并没有动物嘌呤那么危险。当然这并不代表豆瓣酱对于痛风患者来说就是安全的，因为豆瓣酱含钠盐较高，我们知道钠盐过高会影响尿酸的排泄；另外豆瓣酱的刺激性比较强，兴奋自主神经，可以诱发痛风急性发作。

◆ **豆腐乳：**

豆腐乳的嘌呤含量并不高，一般在 50 毫克 /100g 左右，但是豆腐乳的原料包括黄豆、米酒、食盐等，豆腐乳中的含盐量和含酒精量是不利于痛风患者的；此外，豆腐乳在发酵后，容易被微生物污染，豆腐胚中的蛋白质氧化分解后产生含硫的化合物，如果痛风患者正在服用相关降尿酸药物，不建议食用。

◆ **含糖豆浆：**

含糖较高的豆浆不建议痛风患者饮用，主要因为糖分可以转化为合成嘌呤的底物，让尿酸生成的 AMP（腺嘌呤核苷酸）增加，引起身体对胰岛素的抵抗。如果您有饮用豆浆的习惯，不建议往里面加糖，或是采用红枣等原料加入豆浆。

能不能吃豆类及豆制品，还是要看怎么吃

前面多次告诉大家，豆腐、豆腐干、豆浆等豆制品，含有优质植物蛋白，从营养学的角度来说，可以作为痛风患者饮食营养的有力补充。但是我也不会直接向大家说诸如"痛风患者要多吃豆制品"这样的话语，因为这样也是不负责任的，负责任的说法应该是：

◆ **痛风患者应该控制嘌呤摄入总量：**

吃一口高嘌呤食物引起痛风发作的可能性微乎其微，包括豆类及豆制品在内。痛风患者应该学会控制每日嘌呤摄入总量，一次不能吃太多嘌呤食物。急性期痛风患者每日嘌呤控制在 150 毫克以内，间歇期痛风患者每日嘌呤控制在 300 毫克以内。

◈ **植物性嘌呤食物对痛风患者影响较小：**

相比动物性嘌呤食物，植物性食物中的嘌呤对痛风患者的影响要低，这是因为植物性食物中的嘌呤在人体内的代谢过程要更为复杂、代谢时间要更长，豆类及豆制品所含的嘌呤属于植物嘌呤，它比来自动物的嘌呤造成痛风的风险要低。

◈ **痛风患者要区别对待豆类与豆制品：**

豆类尤其是干豆类，豆制品尤其是干豆粉、干腐竹等，这些食物的嘌呤含量确实很高，有些甚至可以归于高嘌呤食物（每100g食物含嘌呤大于150毫克）之类，赶上了猪腰、猪肠等动物内脏的嘌呤含量，对于痛风患者来说肯定是不能多吃的。

◈ **痛风患者吃豆制品注意烹饪方法：**

动物性食品常常被列入痛风患者限制或避免食用的食物，所以痛风患者无法完全补充到丰富的优质蛋白。豆类及豆制品含有丰富的蛋白质、脂肪和膳食纤维，有利于痛风患者补充蛋白质。但是谨慎起见，痛风患者吃豆制品时要注意烹饪方法，尽量不和肉一起烹饪，尽量余水后再烹饪，尽量不喝豆腐汤，豆浆中不要加糖等。

现在，您认为痛风患者有没有必要禁止食用豆类及豆制品呢？实际上结论已经出来了，痛风患者可以适量食用豆制品，完全没有必要将豆类及豆制品视为"洪水猛兽"；但也不能因为医生说可以食用豆类及豆制品，就食用超量。

豆类及豆制品的嘌呤含量是多少？

下面我们一起来看一下豆类及豆制品的嘌呤含量：

去根豆芽 14.6 毫克 /100g，豆浆 27.7 毫克 /100g，水豆腐 67.57 毫克 /100g，熏干 63.6 毫克 /100g，豆腐块 68.63 毫克 /100g，豆干 66.5 毫克 /100g，绿豆 75.1 毫克 /100g，内酯豆腐 110.11 毫克 /100g，黄豆 116.5 毫克 /100g，黑豆 137.4 毫克 /100g，豆皮 157.28 毫克 /100g，腐竹 159.87 毫克 /100g，豆芽 166.0 毫克 /100g，豆粉 167.49 毫克 /100g，干黄豆 218.19 毫克 /100g（提示：豆制品因为制作工艺区别、

使用豆类种类不同，嘌呤含量也会有所区别）。

从嘌呤含量来说，黄豆确实属于高嘌呤食物。但是在黄豆加工成豆腐等豆制品的过程中，经过浸泡、磨浆、加热、凝固，其中的嘌呤会不断溶于水，而且被过滤掉，我们可以看到相关的豆制品嘌呤含量会出现大幅度降低。所以如果在痛风患者肾功能良好的前提下，适量食用豆制品，可以代替部分肉类，增加患者的膳食种类。

第四节 痛风发作时能忍则忍？

患者："医生，我痛风发作已经有一个月了，为什么现在还在疼？"

医生："您是怎么忍的呢？"

患者："刚开始只是轻微地疼，我就忍着；后面疼痛加剧，一动就疼，我还是忍着；后面疼得受不了，我才吃止痛药。"

医生："那您吃止痛药后呢？"

患者："吃了止痛药，还是在疼，我该怎么办？"

那么，急性痛风性关节炎来"敲门"时，究竟是"忍无可忍"再吃止痛药，还是要在出现发作前兆时就吃药"防微杜渐"呢？今天我们就来说道说道。

痛风发作时，把握发作早期早治疗

约有半数以上的痛风患者发作在脚的大踇趾，患者因为疼痛难忍，没有办法穿鞋，所以就诊的痛风患者中，可以看到有不少人会穿着拖鞋就诊。

有人问："医生，痛风发作时的疼痛和结石发作时的疼痛哪个更痛？"其实这个问题确实无法比较，疼痛部位不同，疼痛程度也会有所区别。但是急性痛风发作时的关节疼痛，就像是关节要被撕开，或是被无数的针扎，或是被刀割一样。这种典型疼痛的感觉，相信患痛风的朋友都不想经历第二次。

通常痛风急性发作是比较急的，但是也会有一些患者发作前出现局部"预兆"，比如说脚趾头隐隐有肿胀的感觉，全身不适或者乏力，关节出现刺痛或酸痛等。有经验的痛风患者对于这些预兆早就"耳熟能详"，而且会在宴客、饮酒、关节受累、关节受伤、关节受寒、情绪压抑、加班熬夜或者是服用某些升高尿酸的药物后特别注意是否出现预兆，因为前面这些情况都是导致痛风急性发作的诱因。

痛风急性发作也是分阶段的，在早期阶段只是炎症反应的"开胃小菜"，因为刚开始疼痛并不会特别剧烈；而随着病情的发展，大量的炎症因子就会"井喷"释放，诱发严重的炎症反应，就会导致发病关节出现剧烈的红、肿、热、痛的情况，而且关节活动受限，严重的会出现全身发热。这种情况通常是在痛风发作后24 ~ 48 小时内出现的。

如果在发作早期就开始治疗，那么疼痛会很快消失，这样可以避开疼痛高峰，直接进入间歇期。也就是说，在发作预兆来临时，或者发作后的几个小时内就开始消炎镇痛治疗，那么就可以抑制甚至阻止大量炎症因子的释放，把炎症反应给"扼杀在摇篮中"，这样就可以避免痛风进入疼痛高峰期。

痛风发作时，"一忍再忍"只会让病情无法缓解

有部分患者对于痛风急性发作时的态度是"一忍再忍"，甚至是"忍无可忍还要忍"。其实医生很理解这些患者的心理。因为在不少患者心中，秋水仙碱，非甾体抗炎药，以及糖皮质激素，都有一定的副作用。而这些不愿意采用药物消炎止痛的患者，就是相信"是药三分毒"，能不用药就不用药，能自己挺过去就不借助外力。

如果痛风患者能在风湿免疫科医生的指导下，合理使用消炎镇痛药物，这种情况是相对安全的。而且对于痛风患者来说，药物使用越早，药物作用就越强，那么用药的持续时间也就越短，药物使用的总剂量也就越少，药物的不良反应和毒副作用也就越小。相信这样的数学题，您应该会算。

相反的是，药物越晚使用，止痛效果就越差，用药持续时间就会越长，药物使用的总剂量就越大，那么所带来的不良反应也会越大，这还确实得不偿失了。

咱们就来说急性痛风性关节炎的用药方法：通常医生强烈主张在症状出现前兆时就及时消炎止痛，那么可以避免急性痛风性关节炎发作；如果症状出现后36 小时内开始治疗，那么此时多数患者只需要进行5 ~ 7 天的消炎止痛治疗。

一般来说，秋水仙碱在急性痛风发作的24 小时内小剂量应用，效果明显；而过了发作的前24 小时，采用吲哚美辛、双氯芬酸钠、布洛芬、依托考昔、塞来昔布、萘普生、美洛昔康等非甾体抗炎药较妥；如果72 小时后疼痛还没止住，那么可能就要采用关节腔注射糖皮质激素；如果您是急性痛风症状出现4 ~ 5 日

后才开始治疗，那么就有可能需要持续数周的消炎止痛治疗，病情才会得到缓解。

综上所述，对于痛风急性发作时的止痛治疗，宜早不宜晚；忍一时并不能风平浪静，反而可能养虎为患导致痛风石的出现。还要提醒大家，消炎止痛治疗后，还请及时进行降尿酸治疗，长期坚持降尿酸治疗，才能避免痛风再次出现。

第五节 孩子痛风可以吃降尿酸药吗？

"医生，我孩子尿酸高到 712μmol/L，该怎么办？"

"您孩子有没有痛风发作呢？"

"就前段时间他看动画片时，说脚疼，然后去医院检查，医生说尿酸高，又诊断为'痛风'，加了一个问号。"

"儿童痛风症状不会太典型，从您说的情况可以基本确诊为痛风。当然，如果仅仅是尿酸高，我建议调整生活方式；如果刚出现痛风，我也不建议采用药物降尿酸治疗。"

"为什么孩子痛风不能吃药呢？"

"您是觉得孩子患病了，就一定要吃药吗？如果能够通过生活调理，我个人不会随便给小朋友用药的。"

这是前段时间一位 9 岁孩子的家长和我的对话，他把检查报告单发给我后，我告诉他可能是"痛风"——这也是孩子的主诊医生判断的结果，但所幸的是肾脏检查没有问题。可是孩子的父亲还是难以接受："这么小的孩子，怎么就痛风了呢？"

这位痛风患儿的血尿酸浓度其实比较高，由于青少年儿童期肾脏的尿酸清除率较高，14 岁以下的儿童血尿酸浓度在 180～240μmol/L，进入青春期血尿酸较儿童期增加 60～120μmol/L。而这位 9 岁孩子的尿酸值已经超过儿童期正常尿酸值的 3 倍，虽然不常见，但也不罕见。

其实在过去 10 年里，痛风的患病率一直在增加，而且痛风低龄化的现象屡见不鲜。尤其是青少年儿童高尿酸血症，似乎大家都司空见惯。高尿酸血症在 14 岁以下儿童中患病率有多高呢？2019 年，成都西部痛风风湿医院对成都市 15 677 名 6～14 岁青少年群体的抽样检查发现，6～10 岁血尿酸水平平均为 371μmol/L，10～14 岁血尿酸平均水平为 415μmol/L，整体血尿酸水平偏高，而高尿酸血症的患病率则达到了 10.5%。

这并非危言耸听，虽然对于青少年儿童痛风的全面调研统计数据几乎没有，但就我的痛风门诊而言，14 岁以下的痛风患者每年也能遇到一二十个。这在以前是很难想象的。当我告诉痛风患儿的家长不建议用药后，家长就会问："怎么办呢？是不是就让孩子吃清淡点好？"

其实对于儿童高尿酸血症或痛风而言，还远远不只是吃清淡那么容易，更何况即使父母让孩子吃清淡，爷爷奶奶也不忍心。下面我就给大家讲一讲，14 岁以下的孩子痛风或者尿酸高，家长要怎么办的问题。

儿童患痛风有六个原因，一半因素和饮食有关

过去对青少年儿童高尿酸血症的确诊标准是以正常嘌呤饮食下，非同日两次检测血尿酸水平 > 360μmol/L 为主，但根据现有的《痛风诊疗指南》已经统一为 420μmol/L 以上。而儿童如果在高尿酸血症的情况下，要确诊是否为痛风，其诊断还是要以以下内容为标准：

在发现有第一跖趾关节、膝关节、踝关节、手指关节等不对称关节快速产生严重疼痛、肿胀或压痛、发红、发亮等，6 ~ 12 小时达到高峰，高度怀疑急性痛风性关节炎发作；未使用消炎镇痛药物的情况下，痛风持续时间在 7 ~ 14 天内消失；关节炎发作时关节滑液微生物培养阴性；肌骨超声检测关节处有尿酸钠结晶沉积的"双轨征"。

如果有以上这些临床特征或检测结果，孩子患痛风性关节炎就已经是"实锤"。有朋友就会问，为什么年龄这么小就会患上痛风呢？答案是，家长不注意孩子的饮食和生活习惯为主因，当然也有其他因素，我们来了解一下：

◆ **进食过多高嘌呤食物：**

现在我们的生活条件改善了，孩子喜欢吃什么，父母和长辈都会尽量满足；不仅是满足孩子们所需，还尽量朝着营养价值高的食物去努力。尤其是给孩子吃海鲜、牛肉、羊肉、肉汤等，这些都是高嘌呤食物，而我们知道，这些食物长期摄入过多会导致高尿酸血症。

◆ **饮用过多高果糖饮料：**

现在市面上有不少看上去好喝的饮料，对于青少年儿童来说充满诱惑力，尤其是碳酸饮料、功能性饮料、奶茶饮料等，有些孩子把饮料当水喝。而这些饮料

中，大多含有果糖，果糖在代谢过程中可以转化为合成嘌呤的代谢物，让尿酸生成增多；果糖也能与尿酸形成竞争性排泄，导致尿酸正常排泄减少。

◇ **饮食习惯不规律：**

现在不少孩子较为偏食，不爱吃蔬菜或者不爱吃肉都有，这样长期下去就会导致营养失衡和代谢出现异常；有些孩子在学校养成了快速吃饭的习惯，这样很容易导致食物摄入过多；有些孩子喜欢吃富含色素的零食或是路边小摊的烧烤、油炸食品，长期食用对身体有害。

◇ **体重超重或者肥胖：**

由于孩子偏好甜食，或者过多摄入高脂肪、高蛋白食物，或是吃汉堡、炸鸡等高热量食物过多，导致孩子的体重过胖或者超重，而我们知道，肥胖者合并高尿酸血症或者痛风的比例要比体型正常的人高得多，而且肥胖的痛风患儿，常常容易出现高血压、高血脂、肾损害等疾病。

◇ **家族聚集或遗传：**

有部分痛风患儿属于家族性痛风，其病情相对比较严重，比如会出现痛风合并尿酸性肾结石等情况，尤其是双亲有高尿酸血症或痛风的患儿比单亲的病情更重，而且发病年龄更小。当然，遗传也仅仅是其中一方面的原因，另一方面可能和同一家族的生活习惯相似有关。此外，还有一些代谢异常的遗传病等，尤其是次黄嘌呤磷酸核糖转移酶缺陷、焦磷酸盐合成酶过多或活跃等，也可能导致痛风。

◇ **继发于其他疾病或药物使用：**

部分痛风患儿的高尿酸血症和痛风继发于慢性肾病、家族性幼年高尿酸血症肾病、糖原累积症、肿瘤溶解综合征、遗传性果糖不耐受、系统性红斑狼疮、多囊肾、胱氨酸结石等；还有部分药物可能引起尿酸排泄减少，比如水杨酸盐、环孢素、部分抗生素等。

儿童痛风应该怎么办?六种非药物治疗是关键

儿童高尿酸血症该怎么治呢？目前而言，还缺乏儿童及青少年高尿酸血症及痛风诊疗相关方面的指南，以现有的痛风指南和药品说明书为基础，不要轻易用药：基于药物安全和不良反应的考虑，目前的降尿酸药物如别嘌醇、非布司他、苯溴马隆等，并没有针对未成年痛风患儿；也不建议将成年人的药物减量给孩子服用，因为这些药物可能影响孩子的生长发育，所以治疗时就需要特别小心。

看着孩子出现了关节疼痛，家长看在眼里急在心里，难道无计可施了吗？其实也并非如此。对于儿童青少年痛风而言，预防大于治疗，严格控制饮食、培养健康饮食习惯与加强锻炼等非药物治疗手段是关键。下面就介绍六种青少年儿童非药物治疗方法：

◈ 注意孩子的饮食结构：

早餐提供热量占全天总热量 30%，应包括谷类主食，适量肉、蛋、奶、大豆制品等优质蛋白食物，蔬菜和水果，还要做到凉热搭配、干稀搭配；午餐提供热量占全天总热量 30% ~ 40%，尽量荤素搭配，主食以米饭为主，主菜以肉、蛋和蔬菜为主，适当搭配素菜汤，多吃冬瓜、黄瓜、番茄、莴笋等富含水分、热量低但利尿的蔬菜，增加饱腹感；晚餐提供的热量占全天总热量的 30%，不宜过饱、过于油腻，以谷类食物、动物肉类、蔬菜和水果为主，但脂肪不宜过多。一日三餐不重复的食物种类在 12 种左右，减少高嘌呤、高脂肪、高热量和高盐食物的摄入，平衡膳食，提升免疫力。

◈ 改变孩子的饮食习惯：

一日三餐定时定量，早餐安排在早晨 6:30 ~ 8:30，午餐应安排在 11:30 ~ 12:30，晚餐应安排在 18:00 ~ 19:30，每餐食用时间不少于 30 分钟，这样既能增加饱腹感，也能促进肠胃蠕动；减少吃宵夜、加餐的习惯，可以适当用牛奶、低糖水果补充营养；让孩子不偏食、不厌食，不要边看电视、玩手机、用电脑边吃饭或边写作业边吃饭；让孩子饮食按照一定顺序，吃饭时先吃蔬菜，再吃肉，最后吃主食。

◈ 减少孩子的不良饮食：

减少孩子在饭前摄入大量热量高但没有营养价值的零食、小食品或小吃摊的油炸食品；减少孩子喝饮料的机会，尽量以白开水为主；减少孩子吃夜宵、烧烤、火锅的频次，以正餐为主；减少孩子吃饼干、糖果等甜食的频次，让孩子培养正确的饮食观念；家长对肉类的选择以白肉、瘦肉和去皮禽肉为主，对鱼类的选择以淡水鱼类为主，尽量不要让孩子吃肥肉或甲壳类海鲜；家长在做菜时以凉拌、蒸、煮、炖为主，尽量不要用浓肉汤或大骨汤，也少用油炸或炭烤。

◆ **保持孩子的标准体重：**

保持孩子营养摄入均衡的情况下，结合孩子成长发育规律，补充营养，以孩子容易吸收的营养为主；体重标准：$18.5 \leqslant BMI < 24$；注意腰围不要超标，正常男性腰围 $\leqslant 90cm$，正常女性腰围 $\leqslant 85cm$，小心苹果形肥胖和梨形肥胖的出现；通过控制总热量、改变饮食结构、消耗更多的能量来帮助孩子减肥；避免快速减肥、饿肚子减肥、用水果或零食代替肉或正餐的情况出现，可以让孩子每周减肥 0.5kg，直至体重达标。

◆ **加强孩子的日常运动：**

痛风患儿应该在间歇期每天接受定量的有氧运动，合适的运动有利于减少尿酸排泄障碍和避免尿酸积累在关节造成痛风发作；推荐的运动包括做操、游泳、慢步走、快步走、慢速骑自行车、慢跑等；在学校参与体育活动如打篮球、踢足球、百米跑、马拉松跑等，要注意及时补水；养成每天做轻量有氧运动 30 分钟左右的习惯，也可以适当进行仰卧、拉伸、活动关节的力量训练，来增强基础代谢率；每运动 30 分钟要注意补充热量和水分，运动中途出现关节不适要注意及时休息。

◆ **避免引发孩子痛风的诱因：**

鲜榨果汁、骨头汤、火锅汤、碳酸饮料等饮食，容易诱发急性痛风发作，需要尽量避免；学习压力大、作息不规律、熬夜等可以导致自主神经调节紊乱，需要避免长期紧张和累积的过度疲劳；痛风患儿常常会因打篮球、踢足球等造成关节损伤，需要注意伤后关节恢复与保养，注意关节保暖；饮水不足、憋尿容易导致尿酸排泄减少，需要注意每日饮水 2 000 毫升左右，及时排尿；如果出现急性痛风，孩子要限制运动，尽量卧床休息，抬高患肢，让疼痛部位慢慢恢复。

现在生活条件好了，孩子的营养其实并不缺乏，但是家长真的需要注意让孩子饮食合理、运动合理、体重合理，通过积极的运动锻炼、严格的饮食调节、积极的饮水习惯、严格的生活习惯，来把尿酸降下来；如果尿酸实在降不下来，急性痛风发作越来越频繁，则建议在医生的指导下合理进行药物或其他方式的治疗。

第六节 痛风发作就是脚在痛？

"医生，我的踝关节这两天疼得有些厉害，是不是痛风？"

"医生，我前不久吃了一顿火锅，回家后出现了膝盖疼，是不是痛风发作啊？"

"医生，是不是痛风的关节痛只会在大脚趾上发作呢？"

我经常会遇到不少痛风患者问我类似的问题，似乎在大家的理解里，痛风发作只会在大脚趾上出现。但实际上真是如此吗？膝盖、脚踝等部位出现疼痛就要排除是痛风性关节炎吗？下面，我来为大家解除这个痛风认识的误区。

无缘无故大脚趾痛，应该警惕可能是痛风

大脚趾，在医学上被称为第一跖趾关节，为了让痛风及高尿酸血症患者理解方便，我还是援引"大脚趾"这样通俗的说法。从统计学上说，60%～70%的痛风患者首次急性痛风性关节炎发作就是在大脚趾，请注意我说的是"首次"。痛风患者的大脚趾容易"倒霉"是有原因的，其中原因有四点：大脚趾关节位于肢体的末端，血液循环相对缓慢，组织相对缺氧，局部 pH 值稍低，尿酸盐结晶更容易沉积；大脚趾关节虽小，却要承受整个人体的重量，而且平时受伤的机会要高于其他关节，尿酸盐结晶在关节损伤处相对要容易沉积些；大脚趾关节的皮下脂肪很少，而且局部温度相对较低，尿酸盐不容易溶解，所以更容易形成尿酸盐结晶沉积在关节处；大脚趾关节有丰富的末梢神经，对疼痛的敏感度要高于其他部位，出现急性痛风性关节炎后会显得更为"敏感"。

大脚趾容易痛风的原因，还是在于这个关节的特殊性，包括局部承重大、运动多、血运差、氧含量低等，所以容易出现尿酸盐结晶沉积导致关节受损。在大脚趾出现急性痛风发作，有些大脚趾疼痛是"一过性"，有些则是持续性疼痛，甚至会导致行走困难。

那么，是不是大脚趾容易出现痛风，其他关节部位就不会发生痛风呢？临床

发现除了大脚趾外，其他脚趾的根部、脚踝、跟腱、膝盖、手腕、手肘等四肢关节都可能发生痛风性关节炎而导致疼痛，只是下肢关节多发而已。这些关节与大脚趾关节具有相似的特征，那就是离心脏较远、温度较低、经常运动、容易承受或负担较大的压力等。

也就是说，容易沉积尿酸结晶的这些部位，容易出现急性痛风性关节炎；也容易产生结节状的尿酸结晶硬块，就是痛风石。病程越长的患者，其他关节发生痛风的概率也会越大。

当然，躯干部位如髋关节、骶髂关节、胸肋关节等，因为局部有肌肉及较多的脂肪组织包围，温度相对末端小关节高，血液供应也较为丰富，血液循环较末端关节要好，因而尿酸盐不易沉积，发生急性痛风性关节炎及痛风石的可能性相对较少。

判断是否痛风发作，还需要考量其他因素

大脚趾痛除了外伤、长期负重、长期站立、长途步行、感染等明确的原因导致，出现急性痛风的红、肿、热、痛等典型症状外，其他原因引起的大脚趾痛，也不一定都是痛风。我们先看一项荷兰医生纳入 159 例大脚趾疼痛患者，跟踪随访 6 年的研究：

在这项研究中，77% 的患者诊断为痛风，8% 的患者为骨关节炎、类风湿关节炎等，15% 的患者为一过性单关节炎。研究发现，占比达 77% 的痛风患者中，具有的典型临床和实验室特点包括：男性，既往有关节炎疾病、痛风病史、高血压和（或）心血管疾病，使用利尿剂、心血管相关药物或降压药物，饮用啤酒，体重指数 > 25kg/ ㎡、血尿酸 > 349.7μmol/L、血肌酐 > 105μmol/L、肾小球滤过率 < 60 毫升 /（min·1.73 ㎡）、C 反应蛋白 > 1 毫克 /L。

实际上，判断一个关节的疼痛是不是因为痛风性关节炎或者高尿酸血症引起的，还是要多方考量。对于痛风性关节炎的诊断来说，发病部位只是需要考虑的一个方面，还需要考虑相关疼痛的性质、疼痛缓解的因素、药物治疗的反应、

血尿酸水平等，有时候还需要借助肌骨超声、DR 等辅助手段才能够明确诊断。

临床上痛风患者的关节疼痛还是比较典型的，其特点相比其他关节炎的特点要突出不少，大家可以根据典型的临床症状来初步判断自己是否患上了痛风：

◆ **发病前兆：**

多数患者发病前并没有明显的前兆，部分患者出现疲乏、全身不适、关节刺痛、体温升高、头痛等症状。

◆ **发病诱因：**

暴饮暴食、饥饿、应激、情绪压抑、服用某种药物、果糖摄入过多、关节局部受累、受伤、受寒、受损等为常见诱因。

◆ **发病时间：**

多于凌晨或半夜等夜间骤然发病。

◆ **发病表现：**

关节出现疼痛，大脚趾、趾间关节、膝关节、踝关节等受累关节及其周围软组织呈暗红色、明显肿胀、局部发热和发亮，疼痛有渐进过程，往往发病后12 ~ 24 小时达到疼痛高峰，疼痛症状如同撕裂、刀割或咬噬状，其后程度慢慢缓解。有的患者会出现游走性关节疼痛，多个关节轮流疼痛。

◆ **持续时间：**

痛风发作有自限性，轻微发作数小时后可以缓解，一般7 ~ 14 天发作缓解；缓解后关节症状消失，活动恢复正常，部分患者局部皮肤有色素沉积，出现瘙痒和脱屑。

也有不典型的痛风发作临床表现，比如并未出现疼痛，而只是关节刺痛、麻木、异物感或僵硬感；也有颞下颌关节、单肩锁关节、脊柱关节出现病变等情况出现，这时候就需要相关辅助检查来确诊。

是否痛风关节痛，要与其他关节痛作鉴别

急性痛风性关节炎的鉴别诊断不仅仅是在于发病时的临床表现，也要与假性

痛风、化脓性关节炎、急性蜂窝织炎等区别，尤其需要做区分的，还是类风湿关节炎、关节扭伤或骨关节炎等导致的关节痛。

◇ **类风湿关节炎与痛风发作的区别：**

类风湿关节炎同样也会出现关节疼痛、发红和肿胀等，但是类风湿关节炎的轻度、中度或重度疼痛的决定因素是与关节僵硬有关；类风湿关节炎常见的受影响的关节是手、脚、腕等小关节，而且常常是出现对称性的关节疼痛，这和痛风性关节炎的单关节疼痛有明显不同。

◇ **扭伤与急性痛风发作的区别：**

扭伤同样会导致关节肿胀、疼痛、发红以及活动异常，这与痛风十分相似。但是，一方面扭伤的特点是有明显的外伤史，而痛风如果是外伤引起的，会及时发作；另一方面扭伤的症状只在特定时间出现，并且很快就会缓解；而痛风的症状常常会持续比较长的时间，病情会反复发作。

◇ **骨关节炎与痛风发作的区别：**

骨关节炎全身关节都可以累及，但一般以手指、掌指、脚趾和膝、颈、腰椎关节明显；骨关节炎刚开始关节活动时疼痛明显，稍微活动后疼痛减轻，但是关节负重或活动过于频繁疼痛又会加剧。而痛风则是在疼痛时无法活动，或者越活动越疼痛。

◇ **退行性关节炎与痛风发作的区别：**

退行性关节炎以老年人多见，一般临床表现是关节疼痛、功能障碍、关节肿大，此外还有晨僵、关节积液及畸形等，常发于颈椎、腰椎、膝关节、足跟骨和手指关节等。与痛风性关节炎不同的是，关节疼痛、麻木等症状会逐渐加重，而在手指、足趾等关节可以出现无症状的骨凸出物。

总而言之，痛风既不能只靠临床疼痛情况来判断，也不能只依靠症状表现来判断，一般来说，通过血尿酸、尿尿酸、炎症指标、关节液晶体分析以及关节影像学检查可以做出全面的鉴别诊断。

第七节 中药治痛风也不是没有副作用

"中药副作用小，痛风治疗还是用中药。"

"降尿酸用什么西药，纯中药降尿酸效果好，而且没有任何副作用。"

"治痛风用西药就是骗人的，还是中药好。"

从痛风的治疗而言，中西医的诊疗其实可以达成"统一意见"，对于痛风的分型、分期和治疗方案，其实也是"殊途同归"。而所谓的纯中药降尿酸效果好、没有副作用的话题，我个人觉得还是夸大了中药的药理作用，而忽视了中药潜在的毒副作用，也抛弃了中医的辨证施治。

如果对中药、中成药和中药制剂缺乏正确的认识，胡乱使用药物或者千人一方，那么痛风患者还是有可能延误病情，或者出现了相关的不良反应而不自知。

痛风患者听信偏方治痛风，痛风石却越长越大

63 岁的李先生患痛风性关节炎 13 年时间，50 岁以上的男性如果长期尿酸居高不下，一不留神就很容易痛风急性发作。李先生的问题并不在于痛风性关节炎反复发作，而是痛风石越长越大。

李先生过来看病时，是一瘸一拐进了诊室。等他坐定，我刚要询问病情，李先生却是捋起右腿裤管，又把右脚的鞋子脱掉，说："医生，您看我这还有救吗？"

我一看他的脚，右脚第一跖趾关节也就是大踇趾长出的痛风石比脚趾还大，而脚踝处的痛风石更是堪比鹅蛋大。如此巨大的痛风石，要是治起来，相当困难。为什么这么说呢？首先这样大的痛风石，显然通过降尿酸的药物来降酸和溶晶是基本不可能的；其次，这样大的痛风石如果侵害了骨质，那么手术难度也不是一般的大。

在我的安排下，李先生做了血常规、尿常规和 DR 检查。影像学显示，李先生的右脚第一跖趾关节骨质已经完全被尿酸盐结晶腐蚀，而右脚踝关节的骨质也

破坏殆尽。

我问李先生："您长出痛风石有多久了？"

李先生回答："有7年左右吧。"他长出痛风石的病史并没有超出我的估计。

我继续问道："这么多年来，您就没有规范降尿酸治疗吗？"

李先生回答："有啊，当然有。我以前用西药降尿酸，后来听别人说中药好，就用了中药。"

我追问他："您用的是什么中药呢？"

李先生说："我一个朋友吃的中药，他说效果好，就推荐给了我。"

我一听，就找出问题所在了：痛风治疗，如果规范化诊疗，根据病情对症用药，按理来说长出痛风石的概率不大。

其实，在临床上，有不少患者像李先生一样，一听说治疗痛风的西药可能存在肝脏损害、超敏反应、肾脏损害之类的副作用，就噤若寒蝉吓得不敢吃西药。不敢吃西药，但痛风总得要治，怎么办？有些痛风患者就去寻找各种所谓的"祖传秘方"或者别人吃过的中药来服用。

在和李先生的对谈中，我能够感觉到他的想法，那就是：误以为纯中药就是纯天然药物，无毒副作用。但实际上呢？我想起了神农尝百草的故事，在故事中，神农尝百草带给人们良方，但神农也曾经中过毒；哪怕后来的李时珍在《本草纲目》中，也是不同的中药材对应不同的病症，并非千人一方。

实际在临床上，有些痛风患者自行服用中药，却发现治疗效果远远不如预期，有些时候心理作用大于生理作用，部分痛风患者还吃出来肝肾功能损害。患者还会像李先生一样感觉到委屈："不是说中药降尿酸好吗？为什么到我这里不灵了呢？"

纯中药对治疗痛风效果好吗？不辨证施治就无效

纯中药治疗痛风真的好吗？客观地说，用对药了，才见效；没用对药，啥都没有效。中医辨证论治痛风，主要抓的是"湿、热、痹、虚"四个字，在这四个字的基础上分期分型，用药各不相同；另外就是单一的中药对于痛风治疗的作用并不大。

就拿中医对于痛风的分期治疗而言，痛风急性发作期以湿热蕴结型、脾肾两虚型为主，痛风缓解期以湿热蕴结型、脾虚湿阻型、痰浊瘀阻型等为主，不同分期和不同分型，其治疗的方法和用药也不同。就拿车前草来说，也不是所有的证候都适用。而且，很简单的例子就是，如果在痛风急性期止痛时，您是选择车前草还是秋水仙碱？是选择含秋水仙碱的百合科植物还是选择非甾体抗炎药？

纯中药也有毒副作用，天然的并不一定就好

常常挂在医生嘴边的一句话就是"是药三分毒"，这本来就是用来表达中药其实也有毒性成分，不然为什么会在方剂中加入"佐"药，"佐"药是协助主药治疗兼证或抑制主药的毒性和峻烈的性味。

我们谈到中药，并不是否定中药对于痛风的治疗，但是不能因此就把中药本身有可能出现的毒性给"隐瞒"。就如同前面所说的《神农本草经》，其也根据药物有无毒性，将中药分为了延年益寿的上品药、防疾补虚的中品药及治病预疾的下品药；在《神农本草经》中，中品药有毒无毒取决于药量，下品药多有毒性，不可久服。

也就是说，无论是中药还是西药，其实都存在一定的毒副作用。药物的治疗效果和副作用，其实是一柄双刃剑，或者说一体两面。我们知道，像川乌、附子、木通、商陆等中药，也已经被证实存在有肾毒性和神经毒性等问题。

是不是避开这些有明确毒性的药物就安全了呢？其实，哪怕是您自以为安全的中药也可能存在风险。我再举一个大家都熟知的一味中药——玉米须。

不少朋友喜欢用玉米须泡水，说能治疗痛风。在中医中，玉米须的作用是利水消肿、凉血、泻热、祛除体内湿热之气、平肝利胆；大家都认为，既然吃玉米安全，用玉米须泡水应该没问题吧？有科研人员就做过实验，证明一定剂量的玉米须会导致肝脏损害等。没想到吧？

　　中草药对人来说不一定绝对安全，对症的同时也要讲剂量。我们不能否认中医名家的验方、常用方可以治疗痛风；但是要注意不同的痛风患者，所使用的方剂不尽相同，病情不同其用药也有加减，这和西药对于不同病情的患者是使用抑制尿酸生成药物还是促进尿酸排泄药物是一样的道理。

　　所以不建议盲目相信降尿酸的中药，即使使用中药也要在中医师辨证论治的基础上治疗，切勿"病急乱投医"。无论中医还是西医治疗痛风，办法千万条，适合才重要。

第八节 痛风患者不能接种新冠病毒疫苗？

"医生，痛风患者能接种新冠病毒疫苗吗？"

"医生，我在吃降尿酸的药物，降尿酸药物对新冠病毒疫苗没有影响吧？"

"医生，我是不是可以等别人打完疫苗了，再去打疫苗呢？"

最近常常遇到痛风患者问我类似的问题，大概总结起来就是：痛风患者在进行痛风治疗时能不能接种新冠病毒疫苗？

此前有医生指出风湿免疫性疾病患者不能接种疫苗，但是因为痛风不仅是风湿免疫性疾病，也是晶体性、代谢性疾病，其炎症和类风湿关节炎、骨关节炎的发生机制还是有区别的，且在药物治疗上也有较大差异；这里有必要给大家再说一下：痛风患者能不能接种疫苗，有没有哪些需要注意的地方。

新冠病毒疫苗分三种，疫苗安全性各有千秋

现在我国有三类新冠病毒疫苗获批使用，分为灭活疫苗、腺病毒载体疫苗和重组蛋白疫苗。新冠病毒疫苗接种，是通过将疫苗制剂接种到人体，让人体产生对新冠病毒病原或相似病原的抗体，从而让接种者对新冠病毒产生较强的抵抗能力。

◇ **灭活疫苗：**

培养扩增的活新冠病毒并用物理和化学的方法杀灭，然后纯化技术制备，一般采用两针免疫；新冠病毒灭活疫苗的成分和天然病毒结构较为相似，免疫应答能力也较强。我们日常用的流感疫苗、狂犬病疫苗、百白破疫苗、甲肝疫苗、手足口病疫苗也都属于灭活疫苗。

◇ **腺病毒载体疫苗：**

采用 5 型腺病毒作为载体，在剔除了基因的位置上插入一段新基因，用于合成新冠病毒刺突蛋白（S 蛋白），采用生物反应器制成活载体疫苗，一般可单

针免疫；5 型腺病毒载体疫苗基于 5 型埃博拉疫苗平台基础上研发，主要诱导抗体产生和加强细胞免疫。

◇ **重组蛋白疫苗：**

用基因工程的方法对有效的抗原成分在体外细胞中表达，类似于工业发酵的形式，生产过程是蛋白表达和纯化过程，一般需要两到三针免疫；重组蛋白疫苗没有活病毒参与，不良反应率较低。重组蛋白疫苗相邻 2 剂之间的接种间隔建议 ≥ 4 周；第 2 剂尽量在接种第 1 剂次后 8 周内完成；第 3 剂尽量在第 1 剂次后 6 个月内完成；接种部位为上臂三角肌。

三种新冠病毒疫苗的制作工艺和技术路线不一样，但都是结合新冠病毒抗原和病原体本身的特性制作出来。选择疫苗时，需要根据不同人群的具体情况进行合适的接种。

痛风患者可以接种疫苗，但有些患者要注意

2019 年，欧洲抗风湿病联盟关于成年自身免疫病患者疫苗接种的建议提出：风湿病患者的疫苗接种应优先在疾病非活动期进行。

对于痛风患者而言，先要考虑的是自己是否在急性痛风性关节炎期。因为对于急性痛风性关节炎患者而言，急性痛风发作造成自身免疫紊乱，同时为了消炎镇痛也要接受免疫抑制的治疗，这两种情况下的身体处于免疫受损的状态。

除了急性痛风性关节炎患者需要考虑在急性期过后再接种新冠病毒疫苗外，还有什么样的情况下不适合着急去接种呢？医生对于《新冠病毒疫苗接种技术指南》进行了综合研究，得出以下这些结论：

◇ **急性痛风期病情未得到有效控制情况下暂缓接种疫苗：**

急性痛风性关节炎期，关节出现红、肿、热、痛的情况，辅助检查可见 C 反应蛋白、血沉、白细胞等生化指标升高，建议在医生指导下进行消炎镇痛处理后，在痛风间歇期再进行接种。

◆ **间歇期病情稳定, 尿酸和相关生化指标正常可以接种疫苗:**

间歇期进行积极的降尿酸治疗, 相关血常规检查正常、身体状况稳定、尿酸得到较好的控制、急性痛风发作频率降低的痛风患者, 建议及时接种新冠病毒疫苗。

◆ **慢性痛风性关节炎患者如病情反复需暂缓接种疫苗:**

慢性痛风性关节炎患者关节炎发作频繁, 间歇期缩短, 疼痛逐渐加剧, 甚至发作后不能完全缓解, 在病情反复发作的情况下, 需要让尿酸持续达标并给予预防性药物治疗后, 再接种疫苗。

◆ **初始降尿酸治疗出现二次痛风, 建议病情缓解后接种疫苗:**

初始降尿酸过程中, 尿酸突然下降, 可能导致附着在关节滑膜、软骨或软组织中的尿酸盐晶体崩解, 脱落的尿酸盐结晶被免疫系统发现后会出现 "溶晶痛", 此时会有相关炎症的出现, 建议等炎症消除后再接种疫苗。

◆ **痛风合并其他疾病患者选择性接种疫苗:**

目前并无新冠病毒疫苗对尿酸性肾病或尿酸性肾结石患者的安全性和有效性数据, 可以接种灭活疫苗和重组蛋白疫苗, 对于腺病毒载体疫苗需要个人权衡后接种; 痛风合并严重高血压、动脉粥样硬化、心肌梗死、心脏病等疾病患者需要暂缓接种疫苗。

◆ **服用相关药物导致肝肾功能受损的痛风患者需暂缓接种疫苗:**

如服用秋水仙碱、非甾体抗炎药或降尿酸药物, 出现药物不良反应, 导致肾功能下降或肝功能受损严重, 则需要在肝肾功能调节后或停药后肝肾功能恢复正常再接种疫苗。

◆ **正在使用相关免疫抑制药物的痛风患者需暂缓接种疫苗:**

正在使用生物制剂、甲氨蝶呤和硫唑嘌呤等抗风湿药、每日剂量 > 20 毫克泼尼松及相当剂量的糖皮质激素类免疫抑制药物治疗的痛风患者, 禁止接种新冠疫苗, 需在减量或停用所有药物 3 个月后再考虑接种新冠病毒疫苗。

◆ **继发性痛风患者如在使用相关药物需要暂缓接种疫苗：**

由于遗传性疾病、肿瘤、肾脏疾病及应用特殊药物等导致继发性高尿酸血症及痛风的患者，如正在使用相关抗肿瘤药物、细胞毒类药物等，建议暂缓接种疫苗。

一般情况下，痛风患者病情稳定可以考虑接种新冠病毒疫苗，而且接种疫苗后基本不会导致痛风疾病的发作或波动。当新冠病毒疫苗接种率达到70% ~ 80% 时，才能产生群体免疫；建议痛风患者在具备接种条件的情况下，尽量去接种疫苗，保护好自己也是对他人的保护。

第九节 吃维生素 C 能降尿酸?

"感冒了? 吃维生素 C。"

"口腔溃疡? 吃维生素 C。"

"嘴唇干裂? 吃维生素 C。"

"痛风降尿酸? 吃维生素 C。"

日常生活中,你有没有经常听到这样的对话? 据说"吃维生素 C"和"多喝热水""睡一觉就好"被称为与疾病"初始作战"的三大解决方案。这样一些说法,真的有科学依据吗?

在不少人印象中,维生素 C 所具有的功能是增强体质、延缓衰老、美化皮肤、预防感冒、提高智商等作用,因此很多家庭都常备有维生素 C 类的药丸或者果糖。甚至有人说,维生素 C 可以治疗痛风降尿酸,事实上真的如此吗?

先看看维生素 C 的"名片"

什么是维生素 C? 维生素 C 别名为抗坏血酸,是一种抗氧化剂,可以保护身体免于自由基的威胁。我们先来看看它的"名片"。

◆ **维生素 C 的作用特点:**

可参与机体内抗体及胶原形成、增强免疫功能、促进矿物质吸收、减少动脉硬化、抗氧自由基和抗氧化等。

◆ **维生素 C 的适应证:**

防治坏血病,用于特发性高铁血红蛋白血症、慢性铁中毒的治疗。

◆ **维生素 C 的不良反应:**

长期大量使用可引起泌尿系统结石、静脉滴注速度过快可引起头晕、晕厥。

◆ **维生素 C 的注意事项:**

宜空腹服用,突然停药可能出现坏血病症状。

◆ **维生素 C 的相互作用:**

大剂量可干扰抗凝血药的抗凝效果,使糖皮质激素的代谢降低,作用增强,提高铁的吸收率。

下面咱们来了解一下痛风患者使用维生素 C 的正确用法。

人体的尿酸和维生素 C 从哪儿来？

既然谈痛风与维生素 C 的关系。当然要从尿酸说起。

我们都知道，尿酸是由嘌呤代谢而来。人体的嘌呤主要有三种来源：一种是细胞代谢，细胞核中的核酸分解出尿酸，这就是内源性嘌呤；一种是食物摄取，不少食物含有丰富的嘌呤，这些就是外源性嘌呤；还有一种就是我们日常活动尤其是剧烈运动消耗能量，也会产生嘌呤。嘌呤经过人体肝脏代谢后，就生成了尿酸。

尿酸属于人和高级灵长类动物体内独有的"废物"，一般的哺乳动物不会有高尿酸和痛风。这是因为一般的哺乳动物有尿酸氧化酶，可以将尿酸进一步分解。人体既然没有尿酸氧化酶，那么就只能将尿酸排泄出去。

尿酸排泄主要有两种途径：2/3 是由肾脏被尿液携带出去；1/3 是由肠道进行排泄；此外人体内有一部分尿酸以相对稳定的浓度存在，体内血尿酸水平处于动态平衡状态。

与尿酸不同的是，维生素 C 是人体必需的营养元素，但是人类自己却无法制造。人类只能从食物中获取维生素 C。

我们可以从日常饮食中获取足量维生素 C，但是有一些个体的原因会出现维生素 C 的缺乏，主要包括妊娠期的妇女、生长发育期的儿童、老人、疾病恢复期的患者等，因为机体需要量相对增高，对包括维生素 C 在内的维生素需求就会增高。大家都知道缺乏维生素 C 可能患上坏血症，如果平时刷牙时出现牙龈出血，或者日常身上无缘无故出现乌青或瘀血，就有可能是缺乏维生素 C。

维生素 C 能不能治疗痛风？

在了解了维生素 C 和尿酸后，我们再来了解痛风与痛风的治疗。既往研究报道说维生素 C 摄入量的增加与血尿酸水平之间呈负相关，可以降低痛风风险。

有一份研究数据这样说："每日摄入维生素C500～999毫克, 1 000～1 499毫克、≥1 500毫克的人群痛风发病的相对风险值分别为摄入者的0.83、0.66及0.55。"这份资料仅仅表明了维生素C对于痛风发病的相对风险值减少，并未提出维生素C可以降低血尿酸水平；而这其中原理可能是维生素C可以通过竞争近端肾小管尿酸交换系统和增加肾小球滤过率作用，促进尿酸排泄。

但是，来自一份新西兰《关节炎与风湿病》杂志的研究报告表明，维生素C并不能降低痛风患者的血尿酸水平。这份研究报告对20例已接受别嘌醇治疗的痛风患者进行分组，一组增加别嘌醇使用剂量，另一组加用维生素C给予500毫克/d；对20例未接受治疗的痛风患者，一组给予正常使用别嘌醇，另一组使用维生素C。在8周后对研究对象检测其维生素C、肌酐和血尿酸水平：试验结果表明，维生素C用药组患者血尿酸水平的下降值明显小于那些开始使用别嘌醇的患者及别嘌醇剂量加大的患者。

试验也证明，小剂量维生素C应用于痛风患者所表现的促尿酸排泄作用有限，除非要采用大剂量的维生素C。但是，我们要知道，成年人每日维生素C的摄入量不能超过1 000毫克，摄入过多可能导致身体出现其他情况。

有文献指出，过量食用酸性的维生素C，会竞争性地抑制尿酸在肾脏中的代谢，从而影响尿酸排泄，导致尿酸值升高。另外，过量服用维生素C还可能引起草酸及尿酸性肾结石的形成，进一步破坏肾功能导致肾脏排泄尿酸能力降低，从而可能诱发急性痛风。

现在我们明白了，维生素C其实对于促进尿酸排泄的作用有限，远不如降尿酸药物或者多喝水来得快。

正常人可以从食物中获取维生素C

正常人并不缺乏维生素C，包括痛风患者在内。因为我们每天的日常膳食中可以选择富含维生素的食物。那么，哪些食物富含维生素呢？根据维生素C在食物中的含量，可以分为4个层次，我们从最低层次看起：

◆ **含维生素 C 的稀缺食物来源：**

畜禽肉、鱼、蛋、乳等动物性食物及干大豆等几种植物性食物。

◆ **含维生素 C 的一般食物来源：**

白菜、芥蓝、西芹、莴笋、南瓜、梨、苹果、香蕉、桃子、樱桃等。

◆ **含维生素 C 的良好食物来源：**

辣椒、苦瓜、柑橘、橙子、番茄、菜花、草莓、荔枝、绿色叶菜等。

◆ **含维生素 C 的最佳食物来源：**

刺梨、酸枣、猕猴桃、柿子、番石榴等。

我们可以看到，维生素 C 通常存在于植物性食物中，日常只要合理选用蔬菜、水果等食物，就能补充维生素 C。当然，维生素 C 有几个特性可能导致在烹饪时丢失：水溶性，冲洗浸泡食物会丢失一部分维生素 C；易氧化性，长期储存容易导致维生素 C 丢失；不耐高温，温度过高或加热时间过长就会造成大量损失。

在食用富含维生素 C 的食物时，也要注意有些食物不能和维生素 C 同吃：

◆ **猪肝等食物不能与维生素 C 同吃：**

猪肝、羊肝、牛肝等肝类食物含铜离子，可以让维生素 C 被氧化破坏，失去其生物功能；同时猪肝、羊肝等内脏食物含高嘌呤，也不适合痛风患者大量食用。

◆ **牛奶不能与维生素 C 同吃：**

牛奶含有具有氧化性的维生素 B2，可以让维生素 C 被氧化，从而让牛奶失去其原有营养价值；牛奶可不可以降尿酸目前并没有定论，但牛奶可以预防骨质疏松及降低心血管疾病风险。

◆ **虾、蟹等食物不能与维生素 C 同吃：**

虾、蟹、蚌、生蚝、扇贝等水产品中含有以五价砷形式存在的对人体不会产生影响的砷化物，维生素 C 可以让五价砷变成砒霜（三价砷），同吃可能会出现砷中毒的风险；同时虾、蟹及甲壳类海产品含有高嘌呤，建议痛风患者少吃或者避开不吃。

◆ **胡萝卜和黄瓜等食物不能与维生素 C 同吃：**

胡萝卜和黄瓜中的维生素 C 分解酶可以让维生素 C 分解，所以不宜同吃。

通常建议合理的维生素 C 摄入，是每天需要吃 300～500 克的蔬菜和 200～350 克的水果。选择含维生素 C 的最佳食物原料，减少加热烹调，即用即食。

维生素 C 不能长期大剂量服用

如果遇到确实缺乏维生素 C 的情况怎么办呢？如经常紧张、失眠的人，怀孕和哺乳期间的女性，缺铁性贫血的人，经常抽烟的人，蔬菜和水果吃得少的人……都可能需要补充维生素 C，补充维生素 C 应得当。

目前大家常常补充的维生素 C 包括：维生素 C 药物或者维生素 C 泡腾片、维生素 C 咀嚼片、维生素 C 软糖等。其实对于需要补充维生素 C 的人而言，药品维生素 C 是精确到分子结构的药物，而其他都只是添加了维生素 C 成分，所以并不建议使用泡腾片等代替维生素 C 药物。

包括痛风患者需要注意的是，维生素 C 和治疗痛风碱化尿液的药物一样，不适合长期服用；服用维生素 C 不应该是一种习惯，吃多了后果也严重。一般并不建议每日服用维生素 C 药物超过 3g。所谓长期大剂量服用维生素 C，指的是长期每天服用维生素 C 超过 2～3g。

◆ **长期大剂量服用维生素 C 可以导致血液系统问题：**

能引起高铁红细胞贫血，让巨幼红细胞性贫血加速；每日服用超过 5g 可导致溶血；长期服用后突然停药可造成反跳性坏血病。

◆ **长期大剂量服用维生素 C 可以导致免疫系统问题：**

能让白细胞抗病能力下降，拖延痛风急性发作的进程，拖延其他风湿病的病程，降低免疫力。

◆ **长期大剂量服用维生素 C 可以导致消化系统问题：**

能让胃酸增加，使胃炎和胃肠十二指肠溃疡病情加重，引起肠蠕动亢进、腹泻、腹痛，严重时导致消化道出血。

◆ **长期大剂量服用维生素 C 可以导致 DNA 破坏：**

维生素 C 会诱导出某些破坏 DNA 的成分，从而可能导致肿瘤的出现。

此外，还包括前面所说的维生素 C 可能导致泌尿系统问题，在敏感者体内还能引起高尿酸血症和尿酸性肾结石。维生素 C 如果长期大剂量服用后，也不能突然停用，也需要像降尿酸药物一样逐渐减少剂量。

有些药物不能和维生素 C 同服

除了维生素 C 不能长期大量服用外，有些药物也不能和维生素 C 同服：

◆ **钙剂不能与维生素 C 同时服用：**

两者相互作用可在尿中形成草酸钙结晶。

◆ **碱化尿液药物不能与维生素 C 同时服用：**

碳酸氢钠等碱化尿液的药物，一般在使用苯溴马隆降尿酸时同时服用，但是与维生素 C 同时使用，就可以导致药物药性中和。

◆ **青霉素不能与维生素 C 同时服用：**

维生素 C 可以破坏分解青霉素，导致青霉素类药物效果降低，一般服用青霉素后两小时再服用维生素 C。

◆ **阿司匹林不能与维生素 C 同时服用：**

阿司匹林会增加维生素 C 的排泄，影响维生素 C 吸收，一般服用维生素 C 一小时后再服用阿司匹林。

◆ **以下药物不能与维生素 C 同时服用：**

维生素 C 会导致异烟肼抗菌作用失效，氨茶碱离解度增大，链霉素、卡那霉素等抗菌作用减弱，治疗消化溃疡的抗酸药物被酸碱中和等。

◆ **磺胺类药物不能与维生素 C 同时服用：**

维生素 C 会让磺胺类药物在酸性尿液中溶解度降低，导致肾小管内出现结晶，一般服用维生素 C 两小时后才能服用这类药物。

◆ **叶酸不能与维生素 C 同时服用：**

两者容易发生氧化还原反应，可让叶酸分解更快，一般服用叶酸后两小时再服用维生素 C。

◆ **抗凝血药不能与维生素 C 同时服用：**

维生素 C 会导致抗肝素和华法林凝血酶原时间缩短，一般服用维生素 C 两小时后再服用抗凝血药物。

维生素 C 并不能代替降尿酸药物，仅仅靠维生素 C 并不能将尿酸降到达标水平，使用不当还会适得其反。如果痛风及高尿酸血症患者需要补充维生素 C，请在医生指导下进行；无论维生素 C，还是其他维生素的补充，都需要科学补充，而不是将其当补品。

第十节 玉米须、车前子泡水以及喝药酒能治痛风吗?

"玉米须能降尿酸吗?"

"车前草能治痛风吗?"

"喝药酒痛风能好吗?"

为痛风患者看病，经常会有人问这些问题。我不得不一次又一次不厌其烦地回答，而得到的往往是患者怀疑的眼光。

刚开始我不明白为什么很多人会问这些问题，后来我才知道这是因为问这些问题的痛风患者有不少都是来自农村，他们口耳相传的一些痛风治疗的方法，来自某一个人的道听途说或者亲身实践，有时候看见了效果，便被大家所用。

今天咱们就来好好回答关于玉米须、车前草、药酒是不是能降尿酸的问题。

玉米须泡水有利于尿酸排泄吗?

玉米须是传统中药，是玉米的花柱和柱头，在《滇南本草》中记录为玉麦须，《现代实用中药》为玉蜀黍蕊，《河北药材》为棒子毛。玉米须为主料的食用方法有几百种。

但是在明代以前的中医典籍中并没有收入玉米须这味中药，因为这是属于"舶来品"，16世纪由葡萄牙人传入印度和中国。在中药典籍中，玉米须具有利尿、利胆的功效，可以临床用于治疗糖尿病、肾炎、高血压等多种疾病。

其实在中药典籍中并没有玉米须能治痛风的相关验方，那么为什么有人说玉米须能治痛风呢? 我们可以先来看看有关"专家"推荐的疗法："鲜玉米须100克，加水适量，煎煮1小时浓缩至100毫克，停火待冷即可饮用，用开水冲服更佳。"

现代医学研究发现玉米须中含有植物甾醇类、多糖类、生物碱、黄酮类、隐黄素、有机酸、矿物质、具有收敛活性的鞣质等多种营养物质和功效成分。

现代医学认为尿酸生成过多或尿酸排泄减少导致体内血尿酸浓度增加，长期血尿酸大于 $420\mu mol/L$，造成尿酸盐结晶沉积于关节、软骨和滑膜，出现炎症反应。也就是说，治疗痛风主要是降尿酸治疗，如何降尿酸？抑制尿酸生成和促进尿酸排泄。

对于痛风患者而言，喝玉米须泡水可以补充水分，促进肾脏排泄尿液从而排泄尿酸，这样说来其实并不为过。但是，喝白开水也同样能达到这样的效果。因此喝不喝玉米须水不重要，重要的是患上痛风后要多喝水，保证每日排尿总量在2 000毫升以上，也就是说每日分次饮水要超过2 000毫升。

车前子到底能不能治疗痛风？

车前子（草），是我们日常生活中常见的一味草药，田间地头很多地方都有。关于车前子能治风湿疾病，不少中医典籍里也有相关的记载：《药性论》：车前草"能去风毒"；《本草汇言》：车前子"同舒筋药用能利湿行气，健运足膝，有速应之验也"；《药品化义》：车前子能治"周身湿痹"。

那么，车前子能不能治痛风呢？我们可以来看看关于痛风的中医论述。中医认为痛风主要是因先天禀赋不足，肝肾亏虚，精血不足致筋骨经脉失养；或饮食不节，过食膏粱厚味及醇酒肥甘，损伤脾胃，脾胃亏虚，湿热流滞关节；或感受风寒湿热之邪，邪袭经脉，气血运行不畅；或痹病日久，耗伤气血，损伤阴液，气虚血瘀，津聚痰凝，痰瘀互结。

之所以说车前子能治疗痛风，主要因为车前子清热利尿、祛痰、凉血、解毒，也就是说车前子可以辅助治疗热痹证，而痛风属于热证，所以想当然认为车前子可以促进血液循环、缓解身体局部疼痛。

但是，民间所流行的是车前子泡水喝，如同我们前面所说的玉米须一样。在中医临床上，车前子多配合其他药物一起使用，而不是单一使用，一般配合清热、利湿、活血和消肿的中药一起使用。比如在治疗热毒夹湿证的痛风时，主要治疗方法为清热解毒和化湿通络，主要方药为甘露消毒丹，其中就有黄芩、黄柏、车前子、连翘、薄荷、白蔻仁、薏苡仁、苍术、石菖蒲、甘草等多味中药。

也就是说，车前子单独泡水喝，做不到降尿酸，也不能在急性痛风时止痛。有人提出可以用百合与车前子一起泡水喝，那是因为百合中含有少量秋水仙碱，秋水仙碱可以用于急性痛风性关节炎消炎止痛。

车前子泡水更多的还是强调多喝水本身就能促进尿酸排泄。另外和玉米须泡水不同的是，车前草性寒，清热作用较强，脾胃虚弱的人还是需要少食用；此外，车前子利尿，但是尿液排泄过多也会增加肾脏负担。

喝药酒可不可以缓解痛风疼痛？

药酒算是我们生活中比较常见的养生方式，药酒不仅历史悠久，而且似乎中西方都有。西方的药酒也就是如今的鸡尾酒，如奎宁酒，后来就成了汤力水；还有如用田芥、辣根、苦艾、白芷根制成的苦精酒，曾经在18世纪的欧洲用于治疗痛风。

在我们国家，药酒更为普遍，有人说白花蛇药酒、草乌红花酒、陈皮药酒常饮用能降尿酸。但是，对于痛风患者来说，一般是不建议喝药酒的。虽然有些药酒可能对治疗痛风有一定的效果，但是药酒毕竟还是酒，而且对于药酒的争议目前还是比较大的。

为什么不建议喝药酒呢？因为药酒都是用黄酒或白酒等高度酒泡制而成，其中含有大量的乙醇（酒精）。酒精导致体内血尿酸上升的原因有很多。首先，酒精可以促进尿酸的原料腺嘌呤核苷三磷酸分解，从而促进尿酸的生成；其次，酒精在肝脏分解时产生的乳酸，阻碍尿酸的排泄；最后，酒精本身是高热量物质，过量饮酒导致体内热量超标，可能诱发肥胖和其他代谢综合征，也就是说不仅喝啤酒能长胖，喝白酒也可能长胖。

虽然说酒精对于人体来说有止痛消肿、活血化瘀、祛湿散热的作用，尤其对于类风湿关节炎、骨关节炎等关节疼痛患者而言有一定镇痛效果，但是对于痛风患者而言，喝药酒就可能适得其反，反而增加急性痛风发作的概率。

除了玉米须、车前子、药酒以外，我还听说过葛根、桑叶、栀子等各种不同的"偏方"，这些都是属于传统中药材。我的建议是，即使采用中药治疗，也请在专业中医医师指导下用药；切勿自行用药，以免适得其反。

总而言之，如果出现痛风及高尿酸血症，还是建议在医生的指导下，采用合理的抑制尿酸生成、促进尿酸排泄、降低尿酸池容量、清除尿酸结晶的治疗方法，而不是盲目去相信偏方治疗，同时要及时监测评估肝肾功能。痛风的治疗需要长期坚持，没有一蹴而就的方法。

后记

>>>

治疗痛风有三条路：给炎症绝路，给尿酸出路，给肾脏活路

身为一名痛风科医生，每年诊疗的痛风患者成千上万。有坐着轮椅来看病的，也有一瘸一拐来就诊的；有满手满脚痛风石的，也有痛风导致肾衰竭的患者。每一名痛风患者因为年龄、尿酸高低、性别、饮食习惯、合并疾病以及肝肾功能、关节炎症等情况不同，治疗方案也千差万别。但总的说来，治疗痛风无外乎三条道路：给炎症绝路，给尿酸出路，给肾脏活路。

此话怎讲？我们先来看看痛风患者的尿酸是如何增高或者说高尿酸是如何影响痛风患者的吧。

以城市交通系统作比喻，痛风就是一场严重的"车祸"

尿酸从哪儿来？由嘌呤核苷酸合成、分解及调节而来。如果将人体代谢系统比作一个交通系统，那么尿酸就是行走在代谢系统中的车辆。

通常情况下，进城的车辆只有20%（从食物中来的外源性尿酸），城内的车辆有80%（人体代谢过程中自行产生的内源性尿酸）。

什么时候会出现"堵车"的情况呢？进城的车多了或者城市自身的车辆增加，道路交通系统不堪重负，也就是人体嘌呤代谢异常，内源性或外源性尿酸增加；车行速度缓慢或者红绿灯出现故障等，也就是尿酸经过肾脏没有顺利排泄出去，导致排泄障碍。具体来看就是以下这两个原因：

◇ **原因一，尿酸生成增多：**

大家都知道，工作日里道路上的车很多，而且容易出现堵车。可惜人体的尿酸生成系统没有休息日。尿酸生成增多主要还是先天性酶缺陷导致。①比如磷酸核糖焦磷酸合成酶增高，降低对嘌呤核苷酸负反馈作用，这就像道路上车的数量突然增加了；②次黄嘌呤–鸟嘌呤磷酸核糖转移酶部分缺乏，让鸟嘌呤转化为次

黄嘌呤核苷酸减少，导致嘌呤代谢的负反馈作用减弱，这就像是道路上的车行速度缓慢了；③黄嘌呤氧化酶活性增加，加速次黄嘌呤转化为尿酸，这就像是道路上的大卡车增加了。

◆ **原因二，尿酸排泄减少：**

尿酸主要是在肾脏经过肾小球滤过、近端肾小管重吸收、分泌和分泌后重吸收的四个过程。尿酸排泄减少主要是因为遗传性疾病、药物、代谢障碍性疾病等损害肾小管的排泄功能。如肾小管滤过减少，就像是行驶"尿酸车"的道路变窄；肾小管重吸收增多，就像是车辆只在城里转而不出城；肾小管分泌减少，就像是分流车辆的道路不多，导致主要道路车辆饱和。

现在我们明白了吧？高尿酸血症就是人体内的"道路"和"车辆"问题，有的只是"道路"问题，也就是尿酸排泄减少；有的只是"车辆"问题，也就是尿酸生成过多；有的则是"道路"和"车辆"都有问题，称为混合型。

那么，痛风是怎么回事呢？如果"道路"得到及时疏导，很难发生痛风；高尿酸血症患者中仅有约 20% 发展为痛风。痛风 60% 与遗传因素有关，40% 与环境因素有关，但都是因为与尿酸有关基因、与炎症有关基因、内环境、外环境因素共同合力造成的。

急性痛风性关节炎就像是道路上的一场车祸。其发病过程包括三个阶段：

①尿酸盐结晶在关节腔内外组织中析出和沉积：这就像是行驶在道路上时，前面的车辆突然占道停车；②位于关节腔内的巨噬细胞和由血液中单核细胞分化来的巨噬细胞吞噬尿酸钠晶体，分泌前炎性因子：这就像后面的车撞上了前面的车，出现了"车祸"；③中性粒细胞在前炎性因子的趋化下，透过毛细血管基底膜，到达炎症部位，吞噬尿酸钠晶体，释放大量炎性因子，痛风发作：这就像道路上出现了连环车祸，有的车停下来看热闹，有的车停下来帮忙施救，有的车在后面催促着赶紧处理。

现在您知道了吧？痛风就是长期血尿酸增高、尿酸盐晶体广泛沉积所导致的；尿酸长期居高不下是痛风发生的生化基础，嘌呤代谢紊乱、尿酸合成异常增加或经肾排泄减少，从而导致高尿酸血症的出现。这就像是道路一直没有得到改善、车辆持续增加，从而堵车现象越来越严重。

那么，治疗痛风就像是城市道路交通治理一样：控制车辆运行，有的时候需要限号；增加公共交通，让大家有序出行；改造提升道路，尤其是增加分流道路和拓宽道路。接下来咱们从给炎症以绝路，给尿酸以出路，给肾脏以活路三个方面来讨论痛风的治疗。

三种措施给炎症绝路，及时处理"车祸"的现场

痛风性关节炎急性发作这场"车祸"有多厉害呢？不会出现出血的情况，但是疼痛程度绝非普通的车祸所能比。严重程度如何呢？主要病理表现包括滑膜充血、有滑液产生、中性粒细胞渗出及纤维素样坏死、滑膜表层细胞呈灶样增生、滑膜有弥漫性或血管周围炎细胞浸润，关节或滑膜内可见尿酸盐结晶。表现在身体上的症状主要是关节疼痛剧烈难忍，受累的关节及周围软组织呈暗红色，明显肿胀和局部发热，常有关节活动受限。

我们是怎么处理"交通事故"的呢？主动关心伤者，保护好现场，把受损的车挪走。处理急性痛风性关节炎也是一样，以抗炎镇痛为主，控制痛风急性发作的状态，减轻疼痛症状，避免因为尿酸盐结晶沉积和细胞吞噬造成"道路堵塞"情况严重。

◆ **消炎止痛，处理"车祸"的伤者：**

消炎止痛主要靠的是非甾体抗炎药、秋水仙碱和糖皮质激素。①非甾体抗炎药主要是用于针对导致疼痛和炎症的罪魁祸首之——前列腺素产生的作用，可以在短期内迅速解除疼痛，一般开始就足量使用，症状缓解后逐渐减量并停用。②秋水仙碱是治疗急性痛风性关节炎的经典药物，一般在痛风发作的 24 小时内使用，超过这个时间止痛效果会明显减弱。③糖皮质激素是在非甾体抗炎药、秋水仙碱疗效不满意或部分患者有肝肾功能损害的情况下使用，一般是短期使用。这就像是处理道路交通事故时急救车、拖车等出现。

◆ **水化补液，清理"车祸"的现场：**

水化尿量，主要还是补充水分，包括静脉补液、胃肠道补液和自然补水。一

般来说日补液在 3 000 ～ 5 000 毫升，补液的同时关注肾功能和心肺功能，保证尿量增加和心肺功能正常；如果肾功能和心肺功能差，那么水化补液就需要减量或者采用其他方法。这就像是清理"车祸"现场，该挪车的挪车，该拖走车辆的拖走，但是要注意不要占道造成交通堵塞。

◆ **碱化尿液，疏导"堵车"的情况：**

急性痛风性关节炎期的尿酸盐结晶沉积在关节处，本就造成了局部"交通堵塞"，这其中的原因与血尿酸水平、温度和 pH 值有关；当痛风急性发作时，尿液严重偏酸，这时候就可以采用碳酸氢钠、枸橼酸氢钾钠等碱化尿液的药物让尿pH 值保持在 6.2~6.9 之间。这是为了避免局部关节疼痛部位"堵车"现象持续，尿酸盐结晶继续沉积。

三个方法给尿酸出路，排除车辆进出的"障碍"

一般来说，在处理完"车祸"后，就该定事故责任和定损，小型"交通事故"要修车；大型"车祸"要修路。痛风治疗也一样，在急性痛风性关节炎消炎镇痛等治疗后，需要做详细的检查，了解急性痛风性关节炎发作的诱因、尿酸增高的原因，及时进行降尿酸治疗。

不少人认为，"交通事故"处理了就可以了；但是如果我们抱着这样的想法，那么"堵车"和发生"车祸"的原因其实并没有杜绝。如果尿酸居高不下的情况没有得到及时的处理，也没有消除发生急性痛风性关节炎因素，那么下一次急性痛风性关节炎或者更大的"车祸"就可能到来。

在痛风性关节炎的缓解期，因为尿酸生成过多或尿酸排泄减少的情况没有做及时处理，身体内"堵车"的情况其实一直存在；只是因为没有持续发生"交通事故"，所以常常被人们忽略。但是当有一天我们发现"尿酸车"堵在关节不动时，痛风石就可能出现；"尿酸车"在肾脏沉积，痛风性肾病可能发生；"尿酸车"堵在血管，就可能出现高血压、高血脂、高血糖、心脑血管疾病等其他伴发的代谢综合征。

所以，降尿酸治疗就是要给尿酸一条出路，这也是治疗痛风的根本，需要长期坚持。降尿酸治疗就像城市道路交通改造一样，需要增加车道、保障车辆进出、进行路网规划以及及时修补受损的道路。

◇ **药物降尿酸，改善"道路"减少"车辆"：**

①西医降尿酸药物主要包括别嘌醇、非布司他等抑制尿酸生成的药物和苯溴马隆等促进尿酸排泄的药物，这也像是在疏导交通一样，如果是车多那就限号出行；如果是路窄那就扩宽道路。所以选择药物之前需要检测，确定高尿酸血症的类型，从而对症施治。②中医降尿酸主要从病因论治使用化痰泄浊、祛风通络的药物，从脏腑论治使用健脾运脾、肝肾调理的药物，从气血津液论治使用补益脾肾、调理气血的药物。这也是从交通而言的双向疏导。③碱化尿液的药物主要是让尿酸转化为溶解度更高的尿酸盐，利于尿酸的溶解及从尿液排泄，这就像是提倡大家多乘坐公共交通工具或者骑自行车绿色出行。④预防痛风发作的药物主要是为了预防在降尿酸治疗的同时出现"二次痛风"或者是急性痛风性关节炎，一般药物主要包括前面所说的小剂量秋水仙碱或非甾体抗炎药：刚开始修路时，容易发生堵车，这就相当于在合适的路口装上红绿灯，以控制车流。⑤兼具降尿酸效果的药物，一般降压药氯沙坦、降脂药非诺贝特、降胆固醇药物阿托伐他汀、降糖药物二甲双胍等，也同时具备降尿酸的作用：类似于在交通上减少私家车出行等措施。

◇ **避免其他升高尿酸的因素，避免别的车"占道"：**

交通事故的发生往往是占道或者变道造成的，而对于痛风而言，急性发作也往往是一些诱发因素导致的；因此在降尿酸治疗的过程中，还要避免相关的诱发因素。主要包括：①均衡饮食，避免暴饮暴食，一日三餐定时定量；避免高嘌呤、高热量和高脂肪食物的大量摄入；避免长期或大量饮用老火汤、浓肉汤、火锅汤等，以上都相当于避免别的车占道。②拒绝喝酒，尤其是白酒和啤酒，相当于拒绝酒驾一样的道理。③控制体重，相当于限制部分主干道的大型车辆通行。④多饮水，少喝甜饮料、奶茶等。⑤调整心态、积极面对，相当于堵车也不要烦躁，静等交通得到疏导。⑥劳逸适度，避免关节损伤、受凉，避免压力过大、睡眠不足等；定期做血尿酸、肾功能、尿常规、肝功能等检查，相当于定期检查和保养车辆。

◈ **清除尿酸盐结晶，保障"道路"通畅：**

在人体血尿酸浓度过高，超过饱和度时，结晶样物质沉积在身体某部位析出，在没有出现在皮下时仅仅是尿酸盐结晶；在皮下就会成为痛风石。这就相当于一条道路上的"钉子户"，或者是痛风患者的一场大型"车祸"。此时的处理方式主要有三种：①长期坚持降尿酸治疗，让痛风石或尿酸盐结晶溶解；这是一个漫长的过程，对于一些较小的、形成时间不长的痛风石，可以通过药物治疗溶解：这相当于是在道路上用拖车拖出"事故车辆"。②免疫吸附治疗，让血液中的尿酸盐晶体通过吸附柱过滤吸附：这其实相当于使用清扫车清扫道路上的垃圾。③针刀镜或关节镜治疗，主要是对影响关节功能、破溃或继发感染、影响美观的痛风石进行清理：这相当于对道路进行改造，拓宽车道。

三个方法给肾脏活路，改善"道路"交通通行能力

尿酸的控制有目标，有痛风石的痛风患者尿酸达标值是 $300\mu mol/L$ 以下；没有痛风石的患者尿酸达标值是 $360\mu mol/L$ 以下。而且在降到目标值后，也不能立即停止治疗，尤其是不能停用降尿酸药物；这样很容易导致反弹。就像交通疏导一样，需要各种措施结合才能保持道路通畅。

在痛风患者中，约20%的原发性高尿酸血症有慢性尿酸性肾病的临床症状。尿酸通过直接或间接作用导致肾损伤，尤其是尿酸盐结晶可以沉积阻塞肾远端小管或集合管管腔；也可以沉积在肾间质等造成慢性尿酸性肾病或尿酸性肾结石。

包括急性梗阻性肾病、慢性间质性肾炎和肾结石在内的肾脏疾病，又能导致尿酸排泄问题。因此，在治疗痛风的同时，要注意肾脏的情况，调理肾脏功能，避免肾脏损伤。这就相当于从源头上提升交通量。

◈ **"肾重"用药，避免"道路"受损：**

长期痛风本身容易损伤肾功能，导致痛风性肾病；肾功能出现问题也会导致尿酸增高；而不少止痛药和降尿酸药物本身对肾功能有伤害，就像在道路施工的

同时破坏了道路结构一样，因此在治疗痛风时应该根据肾脏情况合理用药。①止痛药的应用：轻中度肾功能不全可短期使用秋水仙碱和非甾体抗炎药，糖皮质激素可以作为首选；重度肾功能不全不用秋水仙碱，外用非甾体抗炎药，使用糖皮质激素时需要留意血压。②降尿酸药物的应用：轻中度肾功能不全使用非布司他不需调整剂量，根据肾功能水平需要调整别嘌醇的剂量，重度肾功能不全和有泌尿结石禁用或慎用苯溴马隆。

◇ **治疗痛风性肾结石，清理"道路"障碍：**

当体内尿酸处于高水平时，就会形成痛风性肾结石。这就像是道路上出现了一块大石头，需要移除。主要方法包括：①排石疗法：包括适当增加液体摄入、限制高嘌呤饮食、适当运动及药物排石等，尤其是采用清热利湿、通淋排石的中医中药治疗。②冲击波碎石：排石疗法治疗后效果不佳，或者直径在2.0cm的肾结石可以采用冲击波碎石。③手术治疗：如果尿酸结石造成尿路梗阻、严重感染或肾功能受损可以采用开放手术、经皮肾镜手术及输尿管镜手术取石。

◇ **治疗痛风性肾病，保障"道路"通畅：**

痛风性肾病的治疗比较复杂，尤其早期多数患者无临床表现，其症状的严重程度和高尿酸血症的持续时间有很大关系。一般对于痛风性肾病的治疗还是以降尿酸治疗和改善肾功能治疗为主，这也是为了保障尿酸在肾脏顺利代谢：就像是对"尿酸车"行驶的主干道进行全面清理，主要方法包括：①日常饮食疗法：多饮水，尿量保持在2 000毫升以上，以促进尿酸的排泄；蛋白质摄入根据肾功能情况调整。②降尿酸治疗：根据肾功能情况合理使用降尿酸药物，并适当碱化尿液。③改善肾功能的治疗：主要采用中西医恢复肾脏的排泄功能，其中中医治疗主要包括补肾阴和补肾阳等方面，同时采用保护肾脏的其他扶正祛邪治疗。④治疗与肾脏相关的其他疾病：积极治疗高脂血症、高血压、高血糖、肥胖等疾病，避免肾脏负担进一步加重。

痛风好不好治？好治！但是需要坚持。

交通好不好管？好管！但是需要自律。

治痛风如同治理交通，只有熟悉交通情况、车况等各个方面，才能让尿酸生成减少、排泄增多，急性痛风减少或避免发作，肾功能不至于受损。治疗痛风，控炎症、降尿酸、护肾脏这三条对付痛风的道路，需要一同改善，缺一不可；长期坚持做好这三点，才能让痛风性关节炎消失。

参考文献

[1] 刘甜，马利丹，程晓宇，等 . 痛风患者碱化尿液治疗效果及影响因素分析 [J]. 中华内分泌代谢杂志，2020，36(9):761–766.

[2] 戴生明 . 痛风患者为何要碱化尿液 [J]. 江苏卫生保健，2020，(7):12.

[3] 司可，王颜刚 . 高尿酸血症及痛风患者尿液碱化治疗的利与弊 [J]. 中华内分泌代谢杂志，2021，37(5):494–498.

[4] 中华医学会风湿病学分会 .2016 中国痛风诊疗指南 [J]. 中华内科杂志，2016，55(11):892–899.

[5] 中华医学会内分泌学分会 . 中国高尿酸血症与痛风诊疗指南 (2019)[J]. 中华内分泌代谢杂志，2020，36(1):1–13.

[6] 中华中医药学会 . 痛风和高尿酸血症病证结合诊疗指南 [J]. 中医杂志，2021，62(14):1276–1282.

[7] 中华医学会 . 痛风基层合理用药指南 [J]. 中华全科医师杂志，2021，20(6):631–638.

[8] 中华医学会，中华医学会杂志社，中华医学会全科医学分会，等 . 痛风及高尿酸血症基层诊疗指南 (2019 年)[J]. 中华全科医师杂志，2020，19(4):293–303.

[9] 李林，朱小霞，戴宇翔，等 . 中国高尿酸血症相关疾病诊疗多学科专家共识 [J]. 中华内科杂志，2017，56(3):236–240.

[10] 药学专业知识 (二)[M]. 北京 : 中国医药科技出版社，2015:35–38.

[11] 药学综合知识与技能 [M].7 版 . 北京 : 中国医药科技出版社，2016:330–335.

[12] 高血压合理用药指南 [J].2 版 . 中国医学前沿杂志，2017，9(7):28–126.

[13] 中国肾移植术后高尿酸血症诊疗技术规范 (2019 版)[J]. 器官移植，2019，10(1):10–15.

[14] 陈新谦等 . 陈新谦新编药物学 [M]. 北京 : 人民卫生出版社，2018:213–238，252–256.

[15] 中国慢性肾脏病患者合并高尿酸血症诊治专家共识 [J]. 中华肾脏病杂志，2017，33(6):463–466.

[16] 中国肾脏疾病高尿酸血症诊治的实践指南 (2017 版)[J]. 中华医学杂志，2017，97(25):1927–1936.

[17] 张璐，杨定位 . 高尿酸血症肾病的诊治进展 [J]. 中华临床医师杂志，2019，13(6):457–462.

[18] 母义明.临床药物治疗学–内分泌代谢疾病 [M].北京：人民卫生出版社，2016:113–123.

[19] 刘永贵.抗高尿酸血症药物研究进展 [J].现代药物与临床，2015，30(3):345–350.

[20] 张瑞华，秦明照.老年人无症状高尿酸血症诊治策略及进展 [J].中华老年医学杂志，2020，39(2):233–237.

[21] 中华医学会内分泌学分会.高尿酸血症和痛风治疗的中国专家共识 [J].中华内分泌代谢杂志.2013，29(11):913–920.

[22] 高尿酸血症相关疾病诊疗多学科共识专家组.中国高尿酸血症相关疾病诊疗多学科专家共识 [J].中华内科杂志.2017，56(3):235–248.

[23] 中国医师协会风湿免疫科医师分会痛风学组.痛风相关知识问答（二）——痛风急性发作期及预防发作治疗篇 [J].中华内科杂志，2018，57(10):759–760.

[24] 张姐，黄志芳，李新伦，等.2015—2020 年国内外痛风诊疗指南比较与解析 [J].中国全科医学，2021，24(33):4196–4199.

[25] 杨丽华，刘晓丽，蒋雅琼，等.我国痛风的患病率及危险因素 [J].医学研究杂志，2019，48(12):4–6，10.

[26] 张念森.非甾体抗炎药的临床应用及不良反应 [J].中国药物评价，2013，30(1):37–38.

[27] 李治，苏华，冷静.国内外药物性肝损害状况分析 [J].东南国防医药，2007，9(6):476–480.

[28] 杨桂菊.非甾体抗炎药的合理应用 [J].中国现代药物应用，2011，5(21):123–124.

[29] 王振刚.非甾体抗炎药物在中国的应用 [J].中国医刊，2004(5):14–17.

[30] 张楠，赵侠，周颖，等.乙醇与药物相互作用的研究现状 [J].中国临床药理学杂志，2017，33(4)：381–384.

[31] 徐慧敏，蔡宏文，李天元.等.磺胺类药物过敏和交叉过敏的研究进展 [J].中国药理学与毒理学杂志，2012，26(6):897–900.

[32] 中华人民共和国卫生行业标准，《高尿酸血症与痛风患者膳食指导》（WS/T560–2017）.